TRAITEMENT CHIRURGICAL

DU

CANCER DE L'UTÉRUS

INDICATIONS ET MANUEL OPÉRATOIRE

DE L'HYSTÉRECTOMIE VAGINALE

PAR

René de MADEC

Docteur en médecine (1881), docteur en chirurgie (1886)
De la Faculté de Paris,
Chevalier de la Légion d'honneur.

PARIS

IMPRIMERIE DE LA FACULTÉ DE MEDECINE

A. DAVY, Succésseur de A. Parent

52, RUE MADAME ET RUE CORNEILLE.

1887

TRAITEMENT CHIRURGICAL

DU

CANCER DE L'UTÉRUS

TRAITEMENT CHIRURGICAL

DU

CANCER DE L'UTÉRUS

INDICATIONS ET MANUEL OPÉRATOIRE

DE L'HYSTÉRECTOMIE VAGINALE

PAR

René de MADEC

Docteur en médecine (1881), docteur en chirurgie (1886)
De la Faculté de Paris,
Chevalier de la Légion d'honneur.

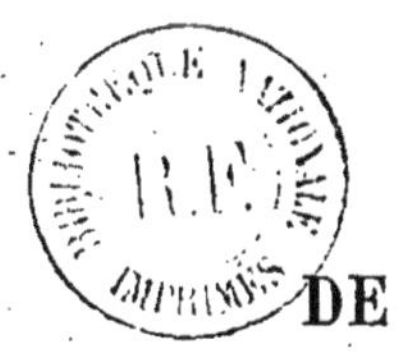

PARIS

IMPRIMERIE DE LA FACULTÉ DE MÉDECINE
A. DAVY, Successeur de A. Parent
52, RUE MADAME ET RUE CORNEILLE,

1887

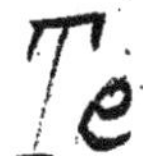

INTRODUCTION

Mes confrères et mes maîtres ont dû s'étonner
de me voir ambitionner ce titre de « docteur en
chirurgie », presque oublié dans notre Faculté, celui de
« docteur en médecine » comprenant toutes les branches et conférant tous les droits de la profession médi-
cale.

Je leur devais l'explication de ma conduite, et je leur
ai dit les raisons qui m'ont poussé, à mon âge, à me
présenter encore sur les bancs de la Faculté.

J'ai toujours aimé la chirurgie avec prédilection. J'ai
passé cinq années dans le magnifique hôpital de la marine de Brest, suivant les leçons cliniques de MM. les
professeurs Gallerand, Cras et Auffret.

J'ai suivi l'enseignement de mon excellent et vénéré
maître, le Dr de Léséleuc, médecin de l'hôpital civil de
Brest. C'est là que j'ai vu le premier exemple de traumatisme grave qui m'ait frappé dans le cours de mes
études, et qui fut suivi d'un succès opératoire à peu
près unique dans la science : je veux parler d'un homme
jeune et vigoureux qui nous fut apporté presque sans vie,
le 27 mai 1878, après avoir été broyé dans un accident
de chemin de fer, et à qui M. de Léséleuc dut faire,
séance tenante, l'amputation de la cuisse droite, celle

de la jambe gauche le lendemain, celle du bras gauche après dix-sept jours ; cet homme est aujourd'hui bien portant. Cette triple opération, à laquelle j'ai mis la main comme aide, et dont le récit a été lu à l'Académie de médecine par le Dr J. Rochard, le 5 août 1879, m'est restée dans la mémoire comme y restent souvent les premiers faits remarquables qui tombent sous nos yeux, et qui suffisent, à l'occasion, pour éveiller nos préférences et déterminer notre carrière.

A Paris, j'ai été deux ans l'aide assidu de M. le Dr Alphonse Guérin, chirurgien honoraire de l'Hôtel-Dieu, ex-président de l'Académie de médecine, et trois ans l'auditeur passionné d'un enseignement toujours sympathique, celui de M. le Dr Tillaux.

J'ai donc vu faire et fait moi-même de la chirurgie pendant dix années, sous les auspices de maîtres éminents, qui m'ont appris à admirer les rapides progrès de l'art chirurgical en France.

Et cependant, plusieurs de mes compatriotes du Finistère m'ont déclaré qu'ils ne me considéraient pas comme chirurgien, puisque j'étais « docteur en médecine ». Voilà, certes, un préjugé auquel les Parisiens ne peuvent rien comprendre, mais qu'il serait très difficile d'extirper de la tête de certains Bas-Bretons, et qui semble démontrer que, dans mon cher pays, on croit encore le titre de *chirurgien* réservé aux corps de santé de la marine et de la guerre.

Voilà pourquoi, désirant marquer mes préférences, et ne pouvant pas, à 48 ans, recommencer une carrière difficile et briguer le titre de chirurgien des hôpitaux, je me suis décidé à subir de nouveaux examens et à soutenir une nouvelle thèse.

Le sujet de mon travail est complexe et difficile ; mais il m'a séduit par cette difficulté même, par les questions délicates que soulève une maladie désespérante, que nous pouvons souvent combattre avec avantage, arrêter dans sa marche, guérir peut-être, enfin par l'intérêt qui s'attache, depuis quelques années, aux efforts les plus hardis de la thérapeutique chirurgicale. L'exposé critique de ces efforts, que de nouveaux succès couronnent tous les jours, m'eût sans doute paru au-dessus de mes forces, si je n'avais été soutenu par les conseils de mon excellent maître et ami le Dr G. Richelot, dans l'enseignement duquel j'ai puisé tous les éléments de ce travail.

Je n'ai pas cherché à faire montre d'érudition ni à mentionner dans chaque paragraphe tous les noms d'auteurs et tous les procédés qu'on trouve énumérés dans les traités classiques ou les monographies. Mon but a été de mettre en lumière, avec preuves à l'appui, les idées que je crois justes, de publier des observations recueillies avec un soin scrupuleux, et d'écrire, sur les indications et le manuel opératoire, un chapitre qui puisse servir de guide à tout esprit non prévenu contre les tendances modernes de la chirurgie.

TRAITEMENT CHIRURGICAL

DU

CANCER DE L'UTÉRUS

INDICATIONS ET MANUEL OPÉRATOIRE DE L'HYSTÉRECTOMIE VAGINALE.

Je n'ai pas besoin de reproduire ici une description anatomique sur laquelle je n'ai rien de nouveau à dire. Je ne parlerai donc pas des connexions étroites que l'utérus affecte avec les organes voisins, et qui font de lui un organe difficile à attaquer dans ses diverses parties, plus difficile encore à extirper totalement. Un coup d'œil jeté sur la figure suivante (1) suffit ample-

(1) Nous devons à M. Lecrosnier, l'habile éditeur, les fig. 1, 2 et 3 ; à M. Bar, accoucheur des hôpitaux, les fig. 4, 5, 6 et 7 ; les dernières à M. Richelot.

ment pour rappeler à la mémoire les rapports de l'utérus avec le rectum et la vessie, les dépressions que forme
le péritoine en avant et en arrière de cet organe, le
mode d'insertion du vagin à la base du museau de tanche, etc. La figure 2 me dispense à son tour de décrire
minutieusement les artères utérincs et utéro-ovarien-

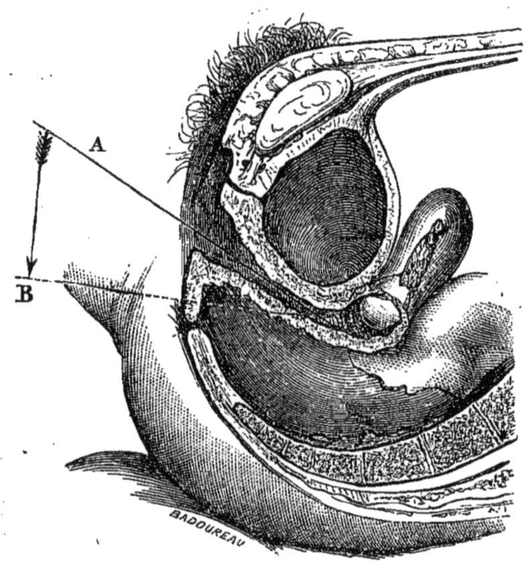

Fig. 1.

Rapports de l'utérus.

nes, les artères vaginales, les veines correspondantes et
leur trajet entre les deux feuillets séreux des ligaments
larges; elle donne une bonne idée des périls qui atten-
dent l'opérateur quand il attaque ces régions vasculaires.

Mais, si l'anatomie normale ne doit pas m'arrêter, il n'en est pas de même de l'anatomie pathologique. Je

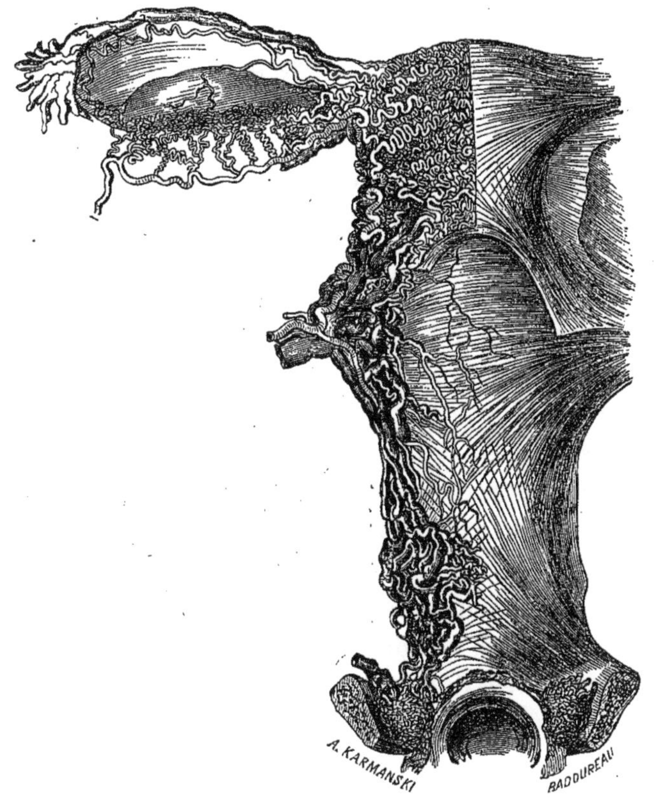

Fig. 2.

Artères vaginales, utérines et utéro-ovariennes.

rappellerai, sans longs détails, et en laissant de côté l'histologie, les *formes* du cancer utérin, les points où il naît de préférence et la manière dont il se propage au reste de l'organe ou aux parties voisines. Ces notions nous seront plus tard nécessaires pour discuter les indications thérapeutiques.

Un mot seulement sur le *cancer du corps*. Il est très rare que la néoplasie naisse primitivement dans cette partie de l'organe ; elle affecte alors la muqueuse et l'envahit tout entière avant d'attaquer la paroi musculeuse. Le diagnostic est fort difficile : endométrite, métrite parenchymateuse et cancer peuvent être confondus, et trop souvent l'affection maligne ne se révèle clairement qu'après avoir infiltré toute la paroi utérine et envahi les organes voisins, c'est-à-dire quand notre intervention est réduite à l'impuissance.

Le plus souvent, c'est au *cancer du col* que nous avons affaire. Tantôt il a la forme d'une végétation, d'un papillome, d'un chou-fleur exubérant ; tantôt il ulcère la paroi et l'excave ; d'autres fois il est infiltré, parenchymateux. Ces trois variétés, d'ailleurs, peuvent se rencontrer en même temps.

Au point de vue du mode de propagation, il faut distinguer, avec Ruge et Veit (1), le *cancer de la portion vaginale* du museau de tanche, et le *cancer du canal cervical*.

Le premier est certainement le plus fréquent ; il se développe sur la muqueuse extérieure du col, sur une de ses lèvres (fig. 3) ou sur les deux à la fois, et ne pé-

(1) Ruge et Veit. *Der Krebs der Gebärmutter*, Zeitschrift für Geburtshülfe und Gynæcologie 1881.

nètre pas dans sa cavité ; il semble que l'orifice externe soit une limite qu'il n'aime pas à franchir. Mais, en revanche, il s'étend en surface, gagne les culs-de-sac du

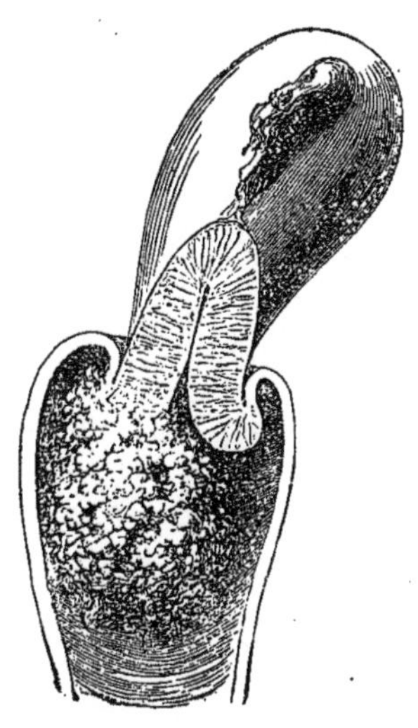

Fig. 3.

Cancer végétant limité à une lèvre du col

vagin et les touche avant d'avoir pénétré bien haut dans l'épaisseur même de la paroi (fig. 4). Or, les culs-de-sac sont immédiatement doublés par le tissu cellulaire des ligaments larges ; il suit de là que le tissu morbide envahit les annexes et même les organes voisins, vessie et rectum, avant d'envahir le corps de l'utérus. Ce fait, remarqué par tous les auteurs, a une grande importance.

Le cancer du canal cervical prend naissance à l'intérieur du col, et l'orifice externe lui sert de barrière comme au précédent; il ronge d'abord la muqueuse,

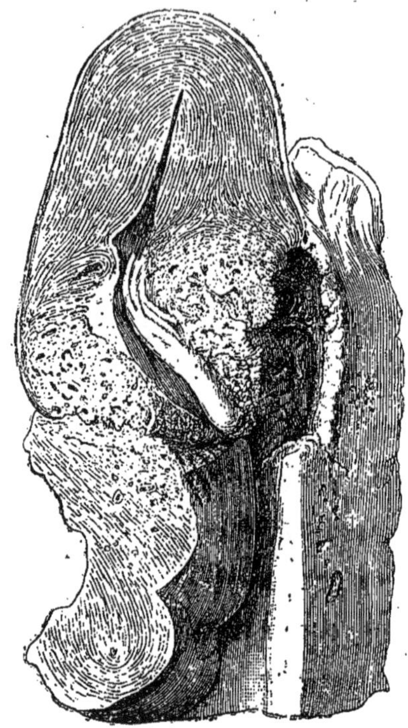

Fig. 4,
Cancer du col ayant envahi le cul-de-sac postérieur. (Gusserow.)

bourgeonne à sa surface, et attaque plus tard la paroi musculaire, pour l'excaver profondément (fig. 5). Ce qui est surtout remarquable, c'est qu'il est longtemps séparé des annexes par une couche de tissu utérin normal, tandis que son développement vers les parties hautes se fait de bonne heure (fig. 6 et 7). On peut trou-

ver un col à peine ulcéré à sa face interne, et croire à
une lésion très limitée, tandis que l'épithéliome a déjà

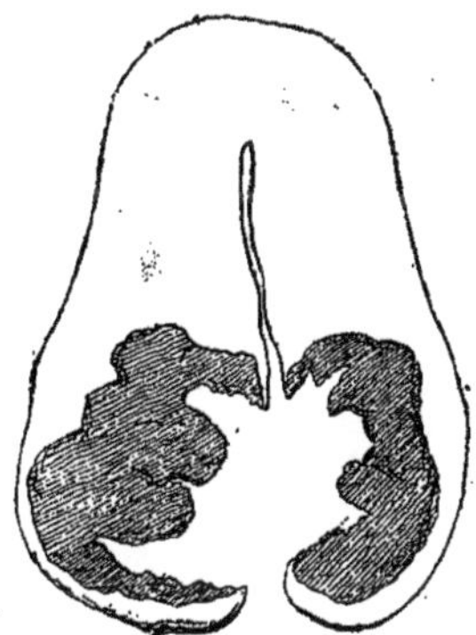

Fig. 5.
Cancer du canal cervical. (Ruge et Veit.)

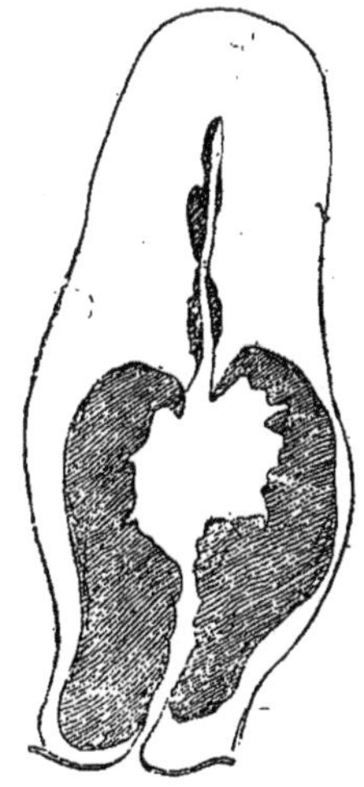

Fig. 6.
Cancer du canal cervical propagé à la muqueuse utérine.
(Ruge et Veit.)

envoyé vers la muqueuse utérine, à travers l'isthme, des traînées morbides qui ne se révèlent par aucun signe.

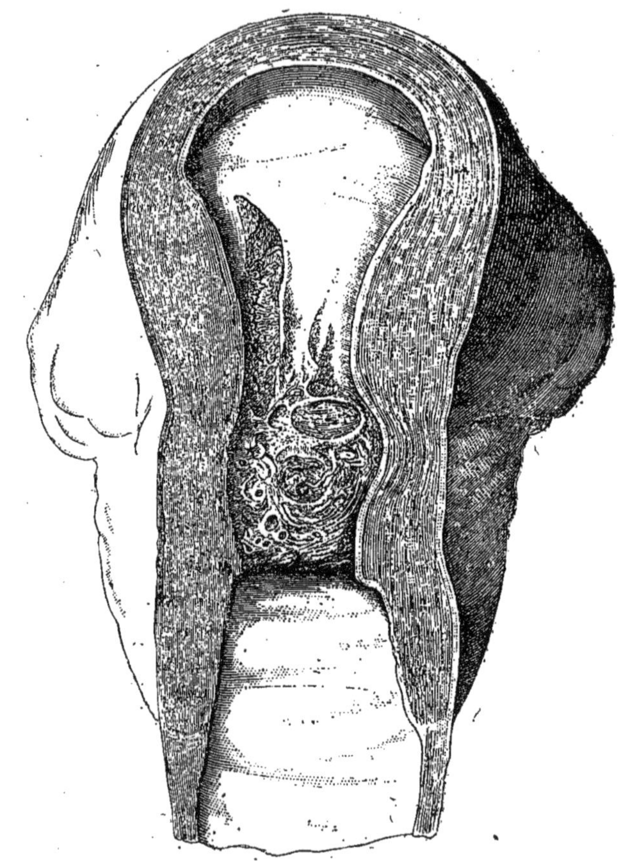

Fig. 7
Idem. (Gusserow.)

Bientôt toute la muqueuse du corps est envahie secondairement; après la muqueuse, le tissu musculaire; peu à peu l'utérus, miné par sa face interne, est transformé en une coque mince qui s'infiltre à son tour et devient adhérente aux parties voisines.

Cette forme cavitaire de l'épithéliome n'est pas la plus fréquente, mais elle est loin d'être rare, et on trouve dans les auteurs un grand nombre de faits qui s'y rapportent. Telles sont plusieurs des observations consignées à la fin de ce travail, et un bon nombre de celles que nous avons consultées. Or, le fait mérite d'être noté, car il peut influer grandement sur les décisions du chirurgien.

Avant d'aller plus loin, une question vaudrait encore la peine d'être examinée, celle du *diagnostic*. Elle n'est pas toujours facile à résoudre, si bien qu'on a plus d'une fois enlevé des cols ou même des utérus atteints de métrite, croyant enlever un cancer. L'épithélioma végétant de la portion vaginale ne donne pas lieu à de fréquentes erreurs; mais celui qui débute par la muqueuse intra-cervicale est aisément confondu avec des lésions banales. Les symptômes caractéristiques peuvent manquer, tels que l'hydrorrhée fétide. Il est parfois utile d'enlever par le râclage ou par un coup de ciseaux une parcelle du tissu morbide, pour l'examiner au microscope; c'est une précaution que l'on ne doit pas négliger, car, si l'amputation partielle du col utérin est une opération à peu près sans périls et qui se fait quelquefois de propos délibéré pour des lésions non cancéreuses, il n'en est pas de même des opérations plus étendues, et le chirurgien serait impardonnable, qui ferait courir à sa malade des risques hors de proportion avec le mal dont elle souffre.

Je me bornerai à ces indications sommaïres, voulant absolument circonscrire mon sujet et n'aborder avec détails que les questions relatives au traitement chirurgical.

L'étude abrégée des formes anatomiques de l'épithéliome utérin nous a montré que la tumeur maligne, quel que soit son mode de début, arrive plus ou moins vite à dépasser les limites de l'organe primitivement lésé. En d'autres termes, il y a des cancers limités à l'utérus, et des cancers propagés aux parties voisines. Comme les indications diffèrent absolument dans les deux cas, je ferai des *cancers limités* et des *cancers propagés* deux classes que j'examinerai à part.

CANCERS LIMITÉS

AMPUTATION SOUS-VAGINALE DU COL UTÉRIN.

Tout ce que j'ai à dire est un plaidoyer en faveur de l'intervention la plus radicale, toutes les fois qu'on est maître d'agir ; la cause que je défends est celle de l'hystérectomie vaginale, si bien remise en honneur dans ces dernières années. On ne sera donc pas étonné si je ne m'étends pas avec complaisance sur l'amputation du museau de tanche et sur toutes les manières de la pratiquer ; mon but est d'en faire la critique et d'en restreindre les indications.

Indications. — Supposons d'abord un cancer au début, occupant la pointe du col, et laissant derrière lui l'espace nécessaire pour tout enlever en taillant dans les tissus normaux. Beaucoup de chirurgiens, aujourd'hui même, trouvent imprudent et presque défendu de faire autre chose que *l'amputation sous-vaginale*. Il est classique d'opérer le plus tôt possible, et on s'estime heureux d'avoir affaire à un néoplasme encore très limité ; on tient aussi à dépasser largement les confins de la tumeur ; mais, comme une amputation partielle paraît suffire pour que cette condition soit remplie, comme on a peur, d'autre part, de s'aventurer au delà des insertions vaginales, on s'arrête à l'intervention la plus discrète et on fait le moins possible.

L'amputation sous-vaginale compte, il est vrai, des succès prolongés, des récidives retardées de plusieurs mois ou même de quelques années ; mais ces faits-là sont bien rares, mis en regard des innombrables revers qu'elle fournit. Le plus souvent, la récidive est prompte ; ou plutôt, il s'agit d'une simple continuation du mal, car on a laissé dans le moignon du col les germes de la repullulation. L'histologiste à qui on soumet la coupe du museau de tanche, voit au microscope des traînées de cellules cancéreuses, à lui bien connues, qui cheminent entre les faisceaux musculaires, qui s'insinuent à travers la paroi sans que rien à l'œil nu puisse révéler leur présence, et qui, sur la pièce, ont été brusquement interrompues par le bistouri ou la chaîne d'écraseur. C'est la preuve d'un échec assuré.

On nous dit que, si la récidive se produit, il sera temps encore d'intervenir. Par des opérations incomplètes, je le veux bien ; mais l'ablation totale ne pourra plus se faire avec des chances de succès : le tissu morbide, quand la malade revient nous trouver, n'est déjà plus circonscrit au moignon qui affleure la paroi vaginale, mais celle-ci est envahie avec le tissu cellulaire et les lymphatiques. D'ailleurs, ce moignon qui ne fait plus de saillie et dont le tissu est friable, donne aux instruments une mauvaise prise, et l'opération n'est presque plus abordable. On a laissé passer l'heure opportune, il est trop tard pour rétablir une situation compromise.

Deux de nos observations (I et IV), à la vérité, offrent l'exemple d'une amputation sous-vaginale suivie de récidive, après laquelle on a pu faire, dans de bonnes conditions, l'extirpation totale de l'utérus. Mais cela tient à l'insuffisance même de l'opération primitive, qui avait laissé en place une grande partie du col, sur laquelle les pinces ont trouvé un solide point d'appui; et cela prouve en même temps l'illusion qu'on s'était faite en coupant à l'aveugle, avec des instruments qui ne remontent jamais assez haut (écraseur ou anse galvanique), une partie insignifiante de l'organe envahi. Quand on voit, chez une malade, le cancer repousser après deux mois à peine, et repousser sur le moignon, il faut bien se dire que, si le moignon n'existait pas, il ne serait pas le siège de la récidive. Celle-ci, néanmoins, serait-elle survenue? C'est possible, mais non dans le même point et, sans doute, plus tardivement. Si on avait tout enlevé, elle n'aurait pu se produire qu'aux limites extrêmes de la région, et personne ne peut démontrer qu'elle se fût produite, car, au moment de l'extirpation totale et précoce, les limites extrêmes avaient bien des chances pour n'être pas encore infectées. C'est alors qu'il fallait oser l'intervention radicale au lieu d'user d'atermoiements; c'est alors qu'elle pouvait donner un succès durable.

Est-ce à dire que nous allons rayer l'amputation sous-vaginale, contre l'épithéliome utérin, du cadre des opérations permises? Non certes, il y a des cas où nous devons nous résigner à un excès de prudence. Ainsi, beaucoup de malades s'effraient à l'idée seule d'une opération;

beaucoup de familles, instruites par le chirurgien des indications qui se présentent, lui demanderont avec instance l'intervention la plus restreinte. Mais surtout, le chirurgien lui-même peut trouver dans l'état général de sa malade, dans des lésions organiques indépendantes de l'affection utérine, des motifs sérieux pour réduire le traumatisme opératoire. En présence d'un organisme ébranlé, il faut nous contenter d'obéir à l'urgence, tirer de la situation le meilleur parti possible, et espérer que nous tomberons sur un de ces résultats favorables que donnent parfois les opérations parcimonieuses.

Procédés. — L'amputation du col peut être conservée, c'est chose entendue, pour certains cancers très limités. Il s'agit maintenant de savoir comment nous la ferons.

Un point domine toute la question, c'est la nécessité de faire tout au monde pour que l'opération soit complète et que pas une cellule cancéreuse n'y échappe. Nous n'en serons jamais sûrs, mais nous pouvons y travailler avec quelque chance de réussir. Or, pour atteindre ce but, il faut nous décider à ne pas mettre au premier rang l'écraseur ou l'anse galvanique, instruments qui ont pris une si grande place il y a quelques années, parce qu'alors nous savions mal nous défendre contre le sang et qu'ils passaient pour de sûrs garants contre l'hémorrhagie, voire même contre l'infection purulente. Aujourd'hui, leur sphère est bien limitée, et le bistouri reprend ses droits ; c'est lui qui permet le mieux au chirurgien de voir ce qu'il fait, de circonscrire ou d'étendre son action, de pratiquer des opérations complètes, rationnelles.

M. le professeur Verneuil, dans un remarquable mémoire (1), a donné des règles très utiles pour faire de l'*écraseur*, dans l'amputation du col, un instrument assez commode et peu dangereux. Mais non très commode, car le maniement de la chaîne n'aura jamais la précision de l'instrument tranchant ; l'opération sera toujours inutilement prolongée, tandis qu'on pourrait la faire en quelques minutes ; et puis, quel est le but qu'on se propose ? Éviter la septicémie, l'écraseur n'y peut rien, c'est le rôle des précautions antiseptiques ; éviter l'hémorrhagie, c'est le rôle de la forcipressure, comme nous le verrons bientôt. L'écraseur est inutile, et de plus il a un inconvénient majeur : s'il est possible, en effet, grâce au manuel opératoire indiqué par M. Verneuil, d'éviter le cul-de-sac postérieur du péritoine maintes fois blessé par l'instrument de Chassaignac, il est moins facile de se placer à bonne distance de la tumeur. Les faits sont là pour le dire, puisque les auteurs avouent qu'ils tombent souvent, sans l'avoir prévu, en plein tissu morbide, et s'en consolent d'avance comme si leurs prétentions n'allaient pas au delà. En somme, la chaîne d'écraseur se place en un point qui paraît convenable et n'en peut plus sortir ; c'est là son principal défaut.

J'en dirai autant de l'*anse galvanique*, tant préconisée

____

(1) Verneuil. *Amputation du col de l'utérus avec l'écraseur linéaire*, Arch. gén. de méd., janvier 1884.

par M. Gallard (1). Cet auteur part d'un double principe : le bistouri est dangereux, parce qu'il expose à l'hémorrhagie ; l'abaissement de l'utérus est mauvais, parce qu'il tiraille les annexes et attire au devant de l'instrument la vessie et le péritoine. Nous pouvons répondre à M. Gallard : le bistouri était dangereux autrefois, quand on opérait sans abaissement et qu'on ne savait pas manier les pinces à pression continue ; d'autre part, l'abaissement, quand on le fait sans violence, est inoffensif, et il n'est pas de gynécologiste aujourd'hui qui ne l'utilise couramment. Voilà qui diminue singulièrement les avantages de l'anse, car le principal argument en sa faveur est la précision relative avec laquelle on l'applique *in situ*, dans le fond du vagin. Ce qui ne l'empêche pas d'être infidèle, car il est arrivé à plusieurs de ne pouvoir achever l'opération, et toujours M. Gallard emporte avec lui les instruments nécessaires pour changer de procédé s'il le faut. Ajoutons encore deux griefs : l'anse ne met pas à l'abri des hémorrhagies secondaires, et elle fait, au même titre que l'écraseur, une opération aveugle, puisqu'il lui arrive, de l'aveu de M. Gallard, de sectionner en plein tissu cancéreux.

Nos préférences, on le voit, sont acquises à l'*instrument tranchant*. Mais l'usage du bistouri et des ciseaux comporte lui-même plusieurs procédés. En Allemagne (2),

(1) T. Gallard. *Du traitement du cancer utérin, avantages de l'amputation du col de la matrice par l'anse galvanique*, Soc. de chir., 2 juillet 1884.

(2) Hégar et Kaltenbach. *Traité de gynécologie opératoire*, trad. P. Bar, Paris, 1885. — Schrœder. *Maladies des organes génitaux de la femme*, trad. Lauwers et Hertoghe, Bruxelles, 1886.

on paraît n'avoir de la forcipressure qu'une idée incomplète, on l'utilise au cours de l'opération à titre accessoire et on n'en tire pas le meilleur parti. De là viennent des procédés ingénieux, consistant à passer des fils qui, après l'ablation des parties malades, affrontent la muqueuse intra-cervicale avec celle du vagin, appliquent la paroi vaginale sur la section du museau de tanche et peuvent ainsi donner la réunion primitive. Si la guérison s'en trouve quelque peu hâtée, c'est fort bien ; mais on a tort de vanter ce modus faciendi contre les accidents septiques, dont les précautions ordinaires et les pansements nous préservent, ou contre l'hémorrhagie, car celle-ci est devenue « quantité négligeable. »

Voici, en quelques mots, le procédé qui me semble réunir le plus d'avantages ; il est simple, rapide et sûr contre les accidents ; c'est lui que j'ai vu employer par M. Richelot.

Le col est saisi dans une pince à traction, et l'utérus abaissé. Quelquefois, il refuse de descendre ; il faut alors se munir d'instruments à long manche, et on opère aussi bien avec de bons écarteurs et de bons aides. La muqueuse est coupée circulairement au niveau de l'insertion du vagin ; puis on fend le col en deux moitiés, incision verticale ou transversale, ce qui permet d'explorer du regard sa cavité et de bien voir à quel niveau s'arrête le tissu malade. On peut, si l'envahissement en hauteur est prononcé, repousser de quelques millimètres, avec le doigt, le bord de la paroi vaginale sectionnée, pour empiéter un peu sur les parties supérieures. On coupe les deux moitiés du museau de tanche à leur base, les pinces à traction maintenant toujours l'utérus abaissé.

Tout cela dure quelques minutes ; l'hémostase n'est ni plus longue ni plus difficile. Les ligatures sont incommodes sur les bords de la plaie vaginale et impossibles sur la tranche du moignon ; mais la forcipressure les remplace merveilleusement. Tous les points qui saignent doivent être saisis, et les pinces, quel que soit leur nombre, laissées à demeure jusqu'au lendemain. Leur présence est dépourvue d'inconvénients, leur ablation facile, leur efficacité absolue. M. Richelot a fait construire par Aubry des pinces hémostatiques sur le modèle ordinaire, mais dont l'extrémité plus fine pénètre sans effort dans le tissu dense du col ; on peut les ajouter à l'outillage très simple que cette opération exige.

L'hémostase finie, on abandonne l'utérus qui revient à sa place, et on introduit entre les pinces des tampons de gaze ou d'ouate iodoformée ; c'est le meilleur pansement des premiers jours ; plus tard, injections de sublimé ou d'acide phénique.

L'avantage de ce procédé, outre qu'il est le plus expéditif, c'est que rien n'est livré au hasard, et que le chirurgien peut toujours rectifier ou compléter ce qu'il a fait; empiéter, s'il le faut, sur l'insertion vaginale ; enfin, si la tumeur a gagné les parties profondes, abandonner son plan primitif et remonter franchement au-dessus du mal par une opération plus hardie.

Observation. — J'ai dit qu'il fallait bien, dans certains

cas, se borner à l'amputation sous-vaginale, mais qu'on aurait tort de compter sur elle pour donner à la malade une survie prolongée. Ces deux points se trouvent mis en évidence, ainsi que le procédé auquel je me suis rallié, dans l'observation suivante, qui appartient à M. Richelot. Je lui laisse la parole :

« Une femme de 59 ans souffrait depuis une année, maigrissait et s'affaiblissait de jour en jour ; depuis deux mois, elle avait des pertes sanguines légères mais continues, et les maux de reins devenaient très intenses. Le 17 mars 1886, elle entre à l'hôpital Saint-Antoine ; en avril, je lui trouve un épithélioma du col utérin, parfaitement limité à la pointe de la lèvre antérieure, qui fait saillie comme une trompe de tapir ; la lèvre postérieure est saine, les culs-de-sac libres, l'utérus mobile et peu développé ; la malade est pâle, d'une grande faiblesse, mange à peine et rend des flots d'albumine.

« En présence de l'accroissement des douleurs et des pertes, je voulais intervenir. Étant donné le petit volume et la parfaite limitation de la tumeur, je pouvais choisir en toute liberté la meilleure opération. L'hystérectomie vaginale était facile et m'aurait tenté, mais cette femme était en pleine déchéance organique. Elle n'avait pas de cachexie cancéreuse, ni cette néphrite interstitielle qui succède à la compression des uretères, car sa tumeur ne comprimait rien encore ; mais ses reins étaient le siège d'une altération brightique avancée. J'admis qu'elle n'avait pas la force de supporter l'hystérectomie, et je le pense encore, ayant vu de près l'influence des lésions rénales (obs. VI) ; ainsi fut décidée l'amputation sous-vaginale de la lèvre antérieure, c'est-à-dire l'opération la moins grave et qui, cependant, devait suffire à tout enlever largement, car le tissu morbide n'approchait ni de l'insertion du vagin ni des commissures labiales.

« Opération le 17 avril. L'utérus abaissé, j'incise verticalement la lèvre antérieure saillante, et je respecte absolument la postérieure, qui est effacée. Sur la coupe, il est facile de voir que la tumeur est implantée à la surface et n'envahit pas le tissu ; en enlevant d'un coup de ciseaux chacune des moitiés de la lèvre, j'abats *de visu* deux bons centimètres de tissu normal ; jamais amputeurs de col n'ont plus largement dépassé les parties malades. Je laisse remonter l'utérus après avoir placé huit pinces, et j'introduis quelques tampons d'iodoforme. Le 18, j'enlève les pinces ; irrigations vaginales à partir du 21. La température est montée à 38° et bientôt redescendue ; les hémorrhagies ont cessé, mais la faiblesse est toujours grande. Les douleurs de tête, les maux d'estomac et les vomissements s'ajoutant à l'albuminerie, je prescris le régime lacté, qui réussit à souhait ; de 2 grammes et demi, l'albumine tombe à 5 ou 6 centigrammes, les symptômes d'urémie disparaissent, et la malade nous quitte le 31 mai, sans douleurs et sans pertes.

« J'avais atteint mon but : réduire le traumatisme, et néanmoins faire une opération complète, rationnelle. Mais cette apparence de guérison devait bientôt finir. Dès les premiers jours de juillet, la malade vint nous montrer une récidive siégeant sur le moignon de la lèvre amputée et gagnant la muqueuse vaginale. Les hémorrhagies, les douleurs, l'albuminurie avaient recommencé de plus belle. J'appliquai plusieurs fois le thermocautère sans pouvoir modérer les pertes; les ulcérations marchaient toujours et les forces baissaient rapidement. Elle nous quitta de nouveau à la fin de septembre, épuisée et bien près de sa fin. »

AMPUTATION SUS-VAGINALE

Tous les cancers ne sont pas limités à la pointe du col; trop rarement nous sommes consultés si près de leur début. Qu'allons-nous faire, quand nous aurons constaté que le néoplasme infiltre la muqueuse ou la paroi jusqu'à la base du museau de tanche et même au-delà ?

Indications. — Nous avons vu qu'en pareille occurrence des chirurgiens autorisés pratiquent l'amputation sous-vaginale déjà décrite, soit qu'il n'aient pas reconnu l'envahissement, soit que l'ayant reconnu, ils prennent le parti de faire une résection partielle des tissus malades à titre palliatif. Il est de fait que l'ablation d'un fongus exubérant, sanieux et fétide, rend quelquefois des services; on voit s'arrêter pour un temps les douleurs, les pertes odorantes, les métrorrhagies. Mais est-il raisonnable de ne rien tenter de plus, et de se borner si vite aux opérations palliatives? Faut-il admettre qu'il suffit d'un envahissement du col jusqu'à sa base pour nous réduire à un semblant d'intervention, à des pansements, à des nettoyages qui calment les malades et leur font illusion? Il y a certainement mieux à faire, et nous devons poser en principe que le chirurgien a pour devoir, ou de choisir d'emblée une opération plus large, ou d'adopter un procédé qui lui permette d'y recourir séance tenante, en cas de besoin; qu'en d'autres termes il n'a jamais le droit, volontairement ou par inadvertance, de faire la section du col en plein tissu morbide.

Cette opération plus large, qui paraissait à la chirurgie classique une témérité, c'est l'*amputation sus-vaginale*. Elle est d'une exécution relativement simple et permet d'enlever, sans grand péril, tout le segment inférieur de l'utérus. Elle ouvre le tissu cellulaire pelvien, mais respecte le péritoine; elle n'a rien d'effrayant pour des chirurgiens qui opèrent avec des mains propres et ne sèment pas à plaisir les germes du phlegmon diffus ou de la pyohémie. Elle est de beaucoup supérieure à la sous-vaginale, car, sans être beaucoup plus grave, elle dépasse plus largement les confins de la tumeur; si bien que, dans la plupart des cas où les deux sont possibles, elle doit être préférée, et permet encore d'agir utilement quand la sous-vaginale est frappée d'impuissance. Elle a donc une valeur et conserve une place dans le traitement des cancers occupant une partie ou la totalité du segment inférieur.

Procédés. — Les Allemands cités plus haut, Schrœder en particulier, font la section du col tout entier avec l'instrument tranchant, et comme tout à l'heure, ils unissent par la suture la muqueuse vaginale et la muqueuse utérine. Mais ici, l'opération est moins simple ; Hégar et Kaltenbach reconnaissent qu'il est beaucoup plus difficile d'obtenir la réunion immédiate. Le corps de l'utérus présente une surface vive plus étendue qu'après la sous-vaginale ; comme on a pénétré dans le tissu cellulaire pelvien, le foyer opératoire est irrégulier, l'affrontement de la plaie vaginale avec le moignon n'est pas exact, et on laisse toujours quelques sinus anfractueux où les liquides peuvent s'accumuler. Pour éviter la septicémie et l'hémorrhagie secondaire, ils conseillent un drainage minutieux, l'usage de solutions caustiques et même de tampons de perchlorure de fer, ce qui nous reporte à une chirurgie dont nous n'avons plus l'habitude. Bref, je ne crois pas qu'il faille les imiter.

Suivrons-nous M. Kœberlé (1) ? Cet auteur emploie le thermocautère, et recommande, pour éviter l'hémorrhagie, de « rôtir » les tissus avec le couteau incandescent. Ce qui m'étonne, c'est que M. Kœberlé soit à ce point séduit par les propriétés hémostatiques du thermocautère, lui le vulgarisateur authentique de la forcipressure.

L'instrument tranchant et les pinces nous rendront ici les mêmes services que dans la sous-vaginale ; le procédé le plus expéditif est encore le meilleur. L'utérus abaissé, on fait à la base du col une incision circulaire pour détacher l'insertion du vagin ; on sépare la vessie

---

(1) Kœberlé. *Traitement des cancers de la matrice par l'hystérotomie.* Nouvelles Arch. d'obstétrique et de gynécologie, mars 1886.

de l'utérus en la décollant avec le doigt, comme nous le verrons plus tard dans le manuel opératoire de l'hystérectomie ; on dégage avec le doigt ou le bistouri les parties latérales du col, et si on voit saigner quelques branches de l'utérine — car c'est la région dangereuse, — on les saisit avec des pinces. En arrière, on décolle minutieusement le cul-de-sac de Douglas, qui est tout près de l'insertion vaginale et qui, de plus, est d'une grande minceur, si bien qu'on l'ouvre quelquefois sans le vouloir. C'est un accident qu'on cherche à éviter, mais dont il ne faut pas s'effrayer outre mesure ; si l'opération est aseptique, une blessure du péritoine est peu dangereuse. On en est quitte pour fermer la séreuse par quelques points de suture, et on continue l'opération.

Le segment inférieur de l'utérus est maintenant dégagé ; il reste à faire l'amputation à la hauteur qu'on a choisie, avec le bistouri ou les ciseaux courbes, rapidement et sans s'occuper d'abord des vaisseaux. Tandis qu'une pince à traction empêche le moignon de retourner à sa place, on cherche tous les points qui saignent, on y met des pinces hémostatiques et on les laisse à demeure jusqu'au lendemain. Le pansement et les soins consécutifs ne diffèrent pas de ce qu'ils sont après la sous-vaginale.

HYSTÉRECTOMIE VAGINALE

J'ai parlé avec éloge de l'amputation sus-vaginale, parce que, dans les conditions que j'ai sommairement indiquées à propos de la résection du museau de tanche, elle peut rendre service. Mais, si je l'ai déclarée supérieure à cette dernière, cela ne veut pas dire que je la considère comme le dernier mot du traitement. J'ai dit que la première place revenait à l'extirpation totale de l'utérus, à l'*hystérectomie vaginale* ou *colpo-hystérectomie*, et je vais chercher à le démontrer.

C'est une opération dont l'histoire est déjà ancienne; mais, tombée en désuétude, il a fallu pour la réhabiliter l'avènement de la méthode antiseptique et les nouveaux efforts dont celle-ci fut le point de départ.

Aujourd'hui, d'excellents opérateurs l'ont pratiquée nombre de fois et ont démontré sa valeur : en Allemagne, Cyzerny, Billroth, Schrœder, Olshausen, Martin, von Teuffel, Léopold; en France, Péan, Demons, Terrier, Trélat, Richelot, Bouilly; en Suisse, Kocher; en Italie, Bompiani, Bottini, Novaro, Caselli; en Amérique, Fenger, Anderson, etc. Je ne veux pas chercher à nommer tous les auteurs, encore moins à transcrire ici un historique déjà fait dans plusieurs mémoires. Comme j'ai entrepris de montrer sous quel aspect se présente aujourd'hui l'hystérectomie vaginale et quel peut être son avenir, je renvoie ceux qui voudraient en faire une étude rétrospective aux excellents travaux qui ont paru sur la matière (1), et j'entre dans mon sujet.

(1) A. Demons. *De l'extirpation totale de l'utérus par le vagin*, Revue de chir., 10 août 1884. — J. Doche. *De l'extirpation totale de l'utérus par le vagin dans les cas de cancer*, thèse inaug., Paris, 1884. — A. Gomet. *De l'hystérectomie vaginale en France*, thèse inaug., Paris, 1886. — Nouvelles Arch. d'obstétrique et de gynécologie, 1886, *Passim*.

René de Madec.   3

Indications. — Aujourd'hui, beaucoup de chirurgiens confessent que l'amputation du museau de tanche est bien souvent, sinon toujours insuffisante ; mais ils tiennent pour la sus-vaginale. C'est donc entre celle-ci et l'ablation totale qu'est circonscrit le débat.

M. Kœberlé, dans un travail écrit en 1886 (1), n'aime pas « les nouveautés chirurgicales tapageuses. » Il trouve que l'*hystérotomie* ou ablation partielle est moins grave que sa rivale ; d'autre part, il nous fait remarquer l'extension rapide de la tumeur aux culs-de-sac du vagin, au tissu cellulaire ; il nous rappelle que, dans les cancers débutant par la portion vaginale du col, le fond de l'organe n'est envahi qu'à la longue, et il en conclut : de deux choses l'une, ou le cancer a déjà gagné les annexes, et il est inopérable ; ou ces parties sont encore indemnes, et à plus forte raison le corps de l'utérus. Il est donc toujours inutile d'enlever celui-ci, et l'*hystérectomie* n'est jamais indiquée. Suit un procédé d'ablation sus-vaginale auquel j'ai déjà fait allusion.

Ainsi, la gravité de l'hystérectomie vaginale et son peu d'utilité contre la récidive, tels sont les deux arguments qu'on lui oppose.

Mais sa gravité n'est plus celle d'autrefois ; elle donne des séries de guérisons très encourageantes, parmi lesquelles nous citerons au hasard celle de Léopold (26 cas avec 2 morts), et celle de Klotz (17 cas sans un insuccès) (2).

(1) Kœberlé, *loco citato*.
(2) Société obstétricale et gynécologique de Dresde, séance du 16 mai 1886, in Centralb. für Gynæcol., n° 2, 1886.

Sur la question de la récidive, je répondrai à M. Kœberlé : en disant que le fond de l'utérus est toujours sain quand la tumeur est opérable, vous oubliez toute la série des cancers débutant par le canal cervical, et qui gagnent rapidement, comme nous l'avons vu, la muqueuse du corps. Au moment où l'intervention est décidée, aucun signe n'indique si cette muqueuse est déjà envahie ; et toujours on risque de laisser en place un organe contenant les germes de la récidive. Ceux-ci peuvent passer inaperçus, n'étant constitués que par des traînées superficielles qui entament à peine la muqueuse ; ou bien, au contraire, après avoir enlevé le segment inférieur de l'utérus, on trouvera des végétations dans le fond de l'organe, et on sera réduit à les poursuivre par le grattage ou le thermocautère. Et cette opération incomplète sera d'autant plus regrettable que cette forme de cancer, longtemps contenue dans la cavité utérine, à distance des organes voisins, donne un assez long répit au chirurgien et se prête merveilleusement à une extirpation radicale.

D'ailleurs, les cancers mêmes de la portion vaginale me paraissent échapper à l'argumentation de M. Kœberlé. Quand on fait l'amputation d'un épithélioma végétant qui n'a pas encore touché les annexes, je veux bien qu'en général il ne monte pas très haut dans l'épaisseur même de la paroi utérine ; mais il est impossible d'affirmer que les interstices des fibres musculaires ne contiennent pas quelques cellules cancéreuses au delà des limites qu'atteindra le bistouri. Tout à l'heure, nous avons vu que la sous-vaginale nous ménageait très habituellement de ces surprises; pourquoi n'en serait-il pas de même quand, la tumeur montant plus haut, le chirurgien porte plus haut son action, mais toujours dans les mêmes rapports avec le tissu morbide? Et s'il taille hardiment dans les parties supérieures pour un petit cancer de la pointe, qui nous dit que les vaisseaux lymphatiques n'ont pas depuis longtemps charrié au loin des cellules cancéreuses?

Pour que le raisonnement de M. Kœberlé fût exact, il faudrait que le fragment d'utérus laissé dans la plaie ne fût jamais le point de départ de la récidive. Or, sait-on quel est ce point de départ? Quand la malade se fait examiner pour de nouvelles douleurs, souvent la tumeur est diffuse; on sent la paroi vaginale infiltrée et des masses dures en avant du moignon. Qui peut dire, en pareil cas, d'où ces masses proviennent, si elles sont nées aux dépens de l'utérus ou des tissus qui l'environnent?

Il est donc plus sûr, *a priori*, d'enlever tout l'organe. Rien, d'ailleurs, ne nous autorise à raisonner ici autrement que pour tout autre cancer. N'est-ce pas une règle chirurgicale absolue d'opérer largement, de ne pas se fier à l'apparente intégrité des régions voisines, de poursuivre les lymphatiques aussi loin que la prudence le permet? Pour obéir à ce principe tutélaire, l'action chirurgicale doit porter ici jusqu'aux limites supérieures de la région en enlevant toute la matrice, empiéter sur les parties latérales, et j'ajoute, ne pas négliger les abords mêmes du foyer opératoire, c'est-à-dire la paroi vaginale.

Je demande la permission d'insister en quelques mots sur ce dernier point, que tous les auteurs me paraissent avoir laissé dans l'ombre, et auquel j'ai entendu souvent M. Richelot faire allusion. Tous les opérateurs font la première incision, qui dégage le col, au niveau même de l'insertion vaginale ; ils ont bien soin de ne pas monter plus haut, de peur de blesser la vessie qui, par l'abaissement de l'utérus, est attirée en bas et vient au devant du bistouri. Impossible d'abandonner cette pratique ; malheureusement, il en résulte que l'incision, dans les cas d'épithéliome végétant, est placée tout près de la tumeur, dans un point où la paroi vaginale peut être déjà infectée par quelques traînées cellulaires invisibles. Or, à quoi bon s'éloigner du tissu morbide en supprimant les parties supérieures, à quoi bon rogner sur le ligament large en plaçant le plus loin qu'on peut les ligatures ou les pinces à pression, si on laisse à l'entrée même de la plaie les germes de la récidive ? L'amputation n'est totale qu'en apparence, et une ablation partielle, avec résection de la paroi vaginale dans une certaine mesure, eût été plus radicale.

Cette réflexion et le précepte qui en découle peuvent être opposés à ceux qui nous disent : à quoi bon tant de raisonnements sur la nécessité d'opérer largement, puisque, d'après les statistiques, la récidive est aussi fréquente après l'ablation totale ? Ajoutons même qu'un relevé de Hofmeier (1) indique une fréquence un peu

(1) Nouvelles Arch. d'obstétrique et de gynécologie, 1886, n° 9. p. 336.

plus grande après l'intervention la plus radicale; voilà qui est nouveau dans l'histoire des cancers. Heureusement, nous avons bien des raisons à faire valoir contre les jugements fondés sur la statistique. Ces accumulations de faits empruntés à des auteurs différents, qui opèrent dans des conditions très variées; à des époques différentes, sans tenir compte des incertitudes qui accompagnaient fatalement les premières tentatives, au point de vue des indications et du manuel opératoire; ces compilations d'où peuvent sortir des moyennes arithmétiques, et non des réalités chirurgicales, ne doivent nous inspirer qu'une médiocre confiance. Pour montrer, sans m'attarder dans une discussion plus longue, combien les chiffres ont peu de valeur quand on les met en regard de l'analyse clinique, je rappellerai deux faits, dont les amateurs de pourcentage n'ont tenu et ne pouvaient tenir aucun compte, et qui cependant peuvent avoir sur les résultats une influence décisive: le premier est celui que j'ai indiqué tout à l'heure, à savoir la négligence qu'on a toujours mise à s'éloigner du cancer, au début de l'opération, en ajoutant à l'incision primitive la résection d'une bande circulaire de la paroi vaginale, et par suite l'insuffisance de beaucoup d'hystérectomies prétendues complètes. Le second est l'habitude des chirurgiens, surtout dans les premières années, quand l'opération était classée parmi les plus dangereuses, de réserver l'hystérectomie pour les cas désespérés. Il est encore aujourd'hui beaucoup de maîtres qui s'en tiennent à l'amputation sous-vaginale pour les cancers au début, ne se décident à la sus-vaginale que si la tumeur envahit le col tout entier, et se résignent enfin à l'hystérectomie quand ils n'ont plus d'autre ressource. Mais alors, n'est-il pas trop tard? L'infiltration cancéreuse invisible ne doit-elle pas rendre illusoire toute intervention, et faut-il, quand on a réservé à l'hystérectomie la tâche la plus ingrate, s'étonner qu'elle n'en sorte pas victorieuse?

Malgré ces conditions défavorables, on compte aujourd'hui un nombre assez imposant d'hystérectomies vaginales suivies de « guérison ». Quelques-uns appellent ainsi, avec Post (1), les cas où la malade est revue bien portante après deux ans révolus, parce que la récidive se produit généralement dans le cours de la première année. Il y a là, sans doute, une exagération; cependant, l'opérée qui reste guérie après la deuxième année, a bien des chances de l'être absolument; c'est, dans tous les cas, une survie prolongée, un beau succès pour l'hystérectomie vaginale. Or, l'auteur Américain que je viens de citer estime, d'après un relevé portant sur 341 observations, que 18 à 20 p. 100 des survivantes sont guéries dans ces conditions.

Je résumerai la discussion qui précède en reconnaissant une fois de plus que le chirurgien n'est pas toujours maître de faire l'opération qu'il juge la plus efficace, et qu'il y a des circonstances où les meilleurs principes doivent quelque peu fléchir; que, d'ailleurs, nous ne pouvons clore dès aujourd'hui une question ouverte seulement depuis quelques années, et que l'avenir seul

(1) Sara E. Post. *Kolpohysterectomy for cancer*, the American Journal of Medical Sciences, 1886, vol. XCI, p. 113.

peut donner une consécration définitive aux idées que je viens d'exposer; mais que, sous ces formelles ré-serves, il n'est pas téméraire de formuler, dès mainte-nant, la proposition suivante : « *Tout cancer opérable de l'utérus doit être enlevé par l'hystérectomie vaginale (1)* ». La limite des cas « opérables » est d'ailleurs, sauf quelques nuances sur lesquelles nous reviendrons, celle qui sépare les cancers limités des cancers pro-pagés.

Manuel opératoire. — L'hystérectomie vaginale se compose de trois temps principaux : 1° séparer l'utérus de la vessie et du rectum, en dissociant le tissu cellu-laire interposé, puis en ouvrant le péritoine au moment où il abandonne chacune des faces de l'utérus pour aller revêtir ces deux organes (culs-de-sac antérieur et pos-térieur); 2° achever de libérer la matrice en coupant sur ses bords l'insertion des ligaments larges, après avoir assuré l'hémostase; 3° traiter la plaie.

Le premier temps se divise en plusieurs temps secon-daires dont l'exécution est délicate et peut être incom-mode ; le troisième varie avec les auteurs, mais il est en partie subordonné à celui qui le précède; en réalité, c'est le deuxième qui est la grosse affaire, c'est sur lui que tous les auteurs ont concentré leurs efforts, et c'est lui qu'il s'agit de simplifier pour rendre l'opération meilleure. Qu'on se représente, en effet, les difficultés auxquelles doit faire face l'opérateur : alors même que

(1) L. G. Richelot. *De l'hystérectomie vaginale, indications et ma-nuel opératoire.* Congrès français de chirurgie, octobre 1886.

l'utérus est mobile et se laisse abaisser, les doigts manœuvrent au fond d'une étroite cavité que les écarteurs ont peine à maintenir béante, et on ne peut faire la moindre section avant d'avoir oblitéré sûrement tous les vaisseaux qui rampent dans l'épaisseur des ligaments larges. En bas, c'est l'artère utérine, en haut, l'utéroovarienne ; la première est plus volumineuse et plus menaçante, aussi a-t-on fait la plus grande partie de la besogne quand on s'est débarrassé d'elle. Mais il est long et pénible de placer des fils sur les larges pédicules vasculaires, et le contact prolongé des doigts et des instruments n'est pas sans danger pour le péritoine; puis, quand les fils sont placés, l'hémostase peut être imparfaite parce qu'ils n'ont pas été bien serrés. Bref, l'insuffisance des procédés de ligature et la longue durée des manœuvres, quand on veut les perfectionner, ont trois conséquences funestes : le collapsus, la péritonite et l'hémorrhagie secondaire.

L'étude de ces périls et de leurs causes a conduit M. Richelot à proposer un changement radical dans le manuel opératoire, changement qui supprime les principales difficultés du traitement des ligaments larges, simplifie par là-même les opérations ordinaires et permet d'aborder les plus ardues. Le nouveau procédé peut se résumer ainsi : suppression des ligatures et emploi systématique des pinces à demeure. En voici l'*historique* sommaire :

M. Richelot avait fait à l'hôpital Bichat, le 8 août 1885, une première hystérectomie vaginale (obs. I), en plaçant des ligatures en fils de soie sur les ligaments larges ; un des fils serrant mal, une hémorrhagie secondaire avait amené la mort. Bientôt après, une malade de M. Terrier avait succombé de la même façon. C'est alors que M. Richelot fit part de son premier fait à la Société de chirurgie, le 11 novembre 1885, en y ajoutant les réflexions suivantes :

« La ligature des ligaments larges est la pierre d'achoppement de l'hystérectomie vaginale ; c'est la grosse difficulté qui entraîne deux conséquences également fâcheuses : la prolongation des manœuvres et la possibilité de l'hémorrhagie. Tous les auteurs ont cherché à la simplifier, sans y parvenir absolument. On trouve notés, comme causes de mort, la péritonite, l'hémorrhagie et le collapsus ; mais j'ai lieu de croire qu'un bon nombre de péritonites, signalées sans autre commentaire, étaient dues à l'hémorrhagie pelvienne. Quelle que soit, d'ailleurs, la fréquence de l'hémorrhagie, tout procédé qui simplifiera le traitement des ligaments larges, tendra du même coup à éloigner les autres causes de mort, en diminuant la durée et la violence des manœuvres. Tout se résume donc à trouver un moyen qui atteigne ce double but : 1° assurer l'hémostase ; 2° abréger la durée de l'opération.

« Or, ce moyen existe, il est entre nos mains : je veux parler des pinces longues à pression continue. Je crois que ces pinces, étreignant les deux ligaments larges pendant vingt-quatre heures, nous dispenseront des ligatures et rempliront parfaitement la double indication que je vous ai signalée. Et d'abord, l'opération durera une demi-heure au lieu d'une heure et demie ; car, le premier ligament accroché par son bord supéricur, il est facile de le mordre avec la pince longue ; après la section au ras de l'utérus et l'extraction hors du vagin, il est encore plus simple de mordre le second. Le péritoine pelvien ne sera plus offensé par l'introduction pénible et réitérée des aiguilles et des doigts. N'est-il pas important, ici comme dans l'ovariotomie, de refermer vite le péritoine ?

« En second lieu, l'hémostase est assurée, car la pression des pinces pendant vingt-quatre heures suffit à oblitérer définitivement des artères même volumineuses.

« Je ne vois d'ailleurs aucun inconvénient qui puisse compenser les avantages des pinces longues substituées aux ligatures. Les tissus comprimés par la pince se comporteront comme les tissus étranglés par le fil ; les pinces rempliront l'office de drains pendant vingt-quatre heures... »

Ce que M. Richelot proposait à la Société de chirurgie n'est autre chose qu'une application de la forcipressure à l'hystérectomie vaginale. Or, la forcipressure est inventée depuis longtemps. Si nous voulions remonter à ses origines, il faudrait suivre le professeur Verneuil jusqu'aux premières années de ce siècle (1). Si nous cherchons son premier vulgarisateur, c'est-à-dire celui qui a montré tout le parti qu'on peut tirer de l'usage méthodique des pinces à pression continue, c'est

(1) Verneuil. *De la forcipressure,* Soc. de chir., 6 janvier 1875

M. Kœberlé qu'il faut nommer (1). M. Péan a transporté à Paris les idées du chirurgien de Strasbourg, et a grandi l'importance du « pincement des vaisseaux » en l'appliquant à une foule d'opérations.

Le 16 novembre 1885, M. Terrier fait une nouvelle hystérectomie vaginale : abaissement de l'utérus impossible, opération très-ardue. Un des fils se relâche, et M. Terrier est obligé de laisser à demeure deux pinces hémostatiques. La malade ayant bien guéri, c'était une expérience favorable au procédé nouveau que venait de faire, un peu malgré lui, le chirurgien de Bichat ; néanmoins, il ne fut pas rallié dès ce moment.

Le 26 avril 1886, M. Buffet (d'Elbeuf) fait avec succès une hystérectomie vaginale, en utilisant de parti pris les pinces à demeure. Deux jours après, le 28, M. Richelot applique son procédé pour la première fois, et guérit sa malade (obs. VIII). A partir de cette époque, MM. Terrier et Bouilly suivent la même conduite en plusieurs cas et, le 13 juillet, M. Richelot communique à l'Académie de médecine une série de quatre opérations suivies de succès, avec une description du manuel opératoire.

M. Péan, qui a repris l'hystérectomie vaginale en France le premier (octobre 1882), quelques semaines avant M. Demons (de Bordeaux), recommandait alors et recommande aujourd'hui un tout autre procédé : il fait basculer l'utérus, lie en deux faisceaux les ligaments

(1) E. Kœberlé. *De l'hémostase définitive par compression excessive*, Paris, 1877.

larges, enlève toutes les pinces qui ont servi pour l'hémostase temporaire au cours de l'opération, et fait l'occlusion complète de la plaie en adossant les surfaces
péritonéales. Toutefois, quelques mois avant la commu-
nication de M. Richelot, il avait utilisé les pinces à demeure dans une opération laborieuse. « Il m'aurait été
impossible, dit-il, en raison de la hauteur à laquelle ces
pinces étaient placées, de les enlever ; je me décidai à
les laisser à demeure, et je ne fis pas de suture de la
plaie » (1). D'ailleurs, la pince laissée à demeure par nécessité avait déjà rendu service à M. J. Bœckel (2), et
avait été recommandée théoriquement par Spencer
Wells (3). Quoi qu'on dise ou qu'on fasse, il est bien
difficile, dans notre science, de n'avoir été précédé par
personne, à aucun titre. Ce qui distingue l'hystérectomie vaginale telle que je la décris dans ce travail,
c'est, comme je l'ai dit, l'emploi systématique des
pinces à demeure et la suppression absolue des ligatures.
Personne ne la faisait ainsi, bien que la forcipressure
existât depuis longtemps ; et cette innovation vaut bien
qu'on la mette en lumière, puisque l'opération, aujour-
d'hui bien réglée, est devenue plus courte et plus simple,
et puisque les nombreux succès déjà obtenus — nous
connaissons une trentaine d'opérations faites par le procédé nouveau — démontrent qu'elle réussit.

(1) A. Gomet. *Loco cit.*, p. 52.

(2) Bœckel. *Sur l'hystérectomie vaginale dans les cas de cancer*,
Soc. de chir., 4 juin 1884.

(3) Spencer Wells. *Des tumeurs de l'ovaire et de l'utérus*, trad.
Paul Rodet, Paris, 1883.

Le moment est venu de donner la *description* du procédé dont j'ai tracé l'historique. Je l'emprunte à son auteur :

« La malade, préparée depuis quelques jours par des irrigations vaginales, est placée en travers sur son lit, le bassin légèrement élevé ; deux aides maintiennent les cuisses fléchies vers l'abdomen ; le chirurgien procède au cathétérisme et fait une injection de sublimé.

« Deux écarteurs coudés à valve étroite étant placés latéralement, l'opérateur déprime la fourchette avec un ou deux doigts de la main gauche, et introduit une pince de Museux qui va saisir le col ; pour le tenir solidement, deux pinces placées côte à côte ou sur chacune des deux lèvres ne sont pas inutiles. L'utérus est abaissé doucement.

« Avec un bistouri ordinaire, incision du cul-de-sac vaginal antérieur, un peu loin du cancer. Ne la faites pas trop haut, de peur de toucher la vessie. Continuez l'incision circulairement autour du col, incliné puis relevé à l'aide des pinces de Museux. Les deux écarteurs à valve étroite suivent les mouvements de l'opérateur, et sont presque toujours suffisants ; une valve de Sims, qui donne beaucoup de jour sur un point, mais qui tire sur les parties voisines et empêche de voir l'ensemble, est rarement utile. Le tranchant du bistouri, toujours perpendiculaire à la surface de l'utérus, détache entièrement la paroi vaginale, sectionne les brides celluleuses et dégage le col.

« Les doigts suffisent pour décoller rapidement la vessie ; ils atteignent le fond de l'utérus et sentent le cul-de-sac péritonéal tendu au fond de la plaie. Il faut alors soulever la vessie avec l'index de la main gauche, et, si le doigt ne suffit pas à perforer la séreuse, conduire une pince au ras de l'utérus, saisir et attirer le péritoine, y faire une boutonnière avec le bistouri ou les ciseaux. Puis les deux index, introduits dans la boutonnière, la déchirent largement ; une éponge montée est placée dans l'ouverture béante.

« En arrière, la manœuvre est beaucoup plus facile, et on peut trouver quelque avantage à commencer par là. En coupant vers l'utérus, on atteint vite le cul-de-sac péritonéal et souvent on l'ouvre sans l'avoir prévu ; en tous cas, le rectum est plus loin du bistouri que ne l'était la vessie tout à l'heure. La boutonnière faite et largement déchirée, on place une éponge montée comme devant ; l'utérus ne tient plus que par les ligaments larges.

« Tous les temps qui précèdent ont pu être exécutés rapidement ; celui qui reste, long et pénible dans les anciens procédés, ne nous demandera ni plus de patience ni plus de peine.

« Supposons d'abord que le cas est facile, c'est-à-dire que l'utérus descend volontiers. Après avoir complété, s'il y a lieu, par quelques coups de bistouri à droite et à gauche, le dégagement du col, j'introduis l'index de la main gauche en avant de l'utérus et j'accroche le bord supérieur d'un ligament large ; puis, prenant la pince longue et courbe sur le champ (1), j'introduis un mors

(1) *Courbe sur le champ* veut dire que, les anneaux étant placés de

dans la déchirure postérieure du péritoine et l'autre
dans la déchirure antérieure. Le ligament se trouve
ainsi embrassé ; je pousse de bas en haut, et mon doigt
placé en crochet m'indique si l'extrémité de la pince a
dépassé le bord supérieur ; alors je serre au dernier
cran, je coupe au ras de l'utérus, et j'attire l'organe au
dehors. Le pincement et la section du second ligament
large se font à ciel ouvert.

« Si, au contraire, l'utérus descend avec peine, les
premiers temps n'en sont pas notablement modifiés,
mais le traitement des ligaments larges offre des difficultés nouvelles. Dans ce cas, les parties latérales du col
étant bien dégagées, au lieu d'aller chercher le bord
supérieur du ligament, peu accessible, je propose de
saisir d'abord avec une pince droite sa moitié inférieure.
Les mors de la pince, un peu moins longue et moins
puissante que la courbe, sont introduits de la même
façon ; puis on coupe au ras de l'utérus dans la hauteur
de la pince. L'organe ainsi libéré à droite et à gauche,
dans une grande étendue, se laisse attirer avec moins
d'efforts, et il devient aisé de placer d'autres pinces au
niveau de ses cornes.

« Quand on a procédé de la sorte, on laisse dans la
plaie au moins quatre pinces ; on n'en laisserait que deux
si on étreignait les ligaments d'un seul coup. Mais il
faut toujours s'attendre à en laisser davantage, hémos-

---

champ, dans la position naturelle de la main qui coupe avec des ciseaux,
l'instrument regarde le chirurgien par sa concavité. Les ciseaux courbes
dont nous nous servons journellement sont *courbes sur le plat*.

statiques ordinaires, longues, droites ou courbes, car des vaisseaux peuvent saigner, avant ou après l'ablation de l'utérus, sur la section du vagin ou dans le tissu cellulaire.

« Tout n'est pas fini. Que faire de la plaie vaginale, et quel pansement choisir ? Dans mon premier cas, où j'ai fait usage des ligatures, j'ai suturé le vagin sur la ligne médiane et placé un tube à chacun des angles de la plaie ; dans le second, j'ai suturé entre les pinces, qui faisaient l'office de drains pendant quarante-huit heures. Mais la manœuvre au milieu des pinces est difficile à cette profondeur, et la réunion ne peut être que nuisible, car elle s'oppose au libre écoulement des liquides. La plaie doit rester béante, et la cavité vaginale se remplit mollement avec des tampons d'ouate iodoformée. Puis la malade est placée commodément dans son lit ; les pinces sont entourées d'ouate et bien soutenues entre les jambes un peu fléchies.

« J'ai retiré les pinces après vingt-quatre ou quarante-huit heures ; si on hésite entre les deux, trente-six heures me paraissent un terme excellent. Attendre au delà du troisième jour est inutile pour l'hémostase et dangereux pour le péritoine. La malade est sondée, au moins jusqu'à l'ablation des pinces, et plus longtemps s'il le faut.

« Il n'est pas question de faire, au début, des irrigations qui pourraient entrer largement dans l'abdomen. On les commence un peu plus tard, les tampons enlevés, quand les parties profondes se sont rétractées spontanément ; l'injection n'est d'abord qu'un lavage de l'en-

trée du vagin. L'iodoforme est un merveilleux antiseptique ; les premiers tampons peuvent rester six jours,
un peu moins s'il y a quelque odeur ou si la température
ne descend pas vite. Quand on a commencé les irriga-

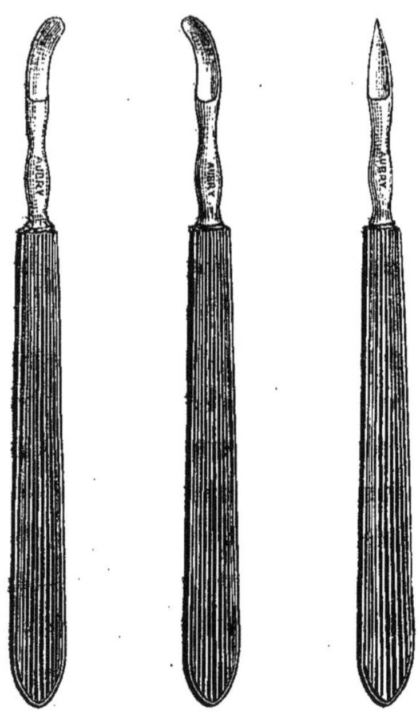

Fig. 8. — Bistouris.

tions de sublimé au millième (de trois à cinq par jour),
le pansement consiste en un tampon iodoformé placé
mollement à l'entrée du vagin, ouate aseptique et bandage en T. Ainsi traitées les malades ont d'abord
quelques douleurs, des vomissements réflexes et une
légère élévation thermique ; au bout de huit jours elles

sont bien portantes, et peuvent se lever à la fin de la troisième semaine. »

Je vais maintenant revenir sur quelques détails, pour

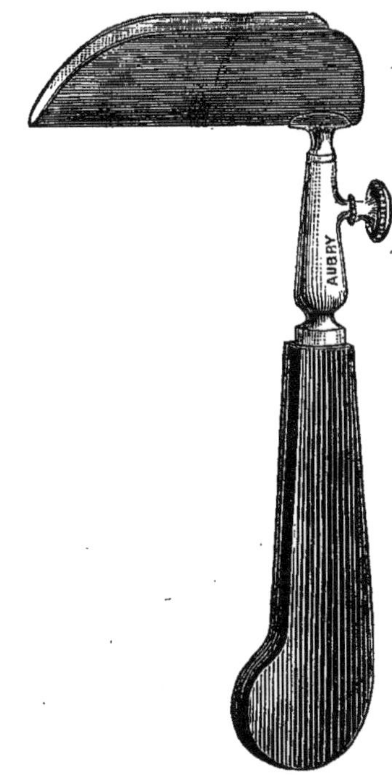

Fig. 9. — Valve d'étain.

montrer combien l'usage des pinces à demeure simplifie
l'opération.

Je laisse de côté la préparation de l'intestin, l'enve-
loppement des jambes, le cathétérisme et l'irrigation vaginale au moment d'opérer, précautions partout décrites ;

un seul point mérite une mention particulière, c'est l'u-
tilité de la désinfection préalable du vagin pendant plu—

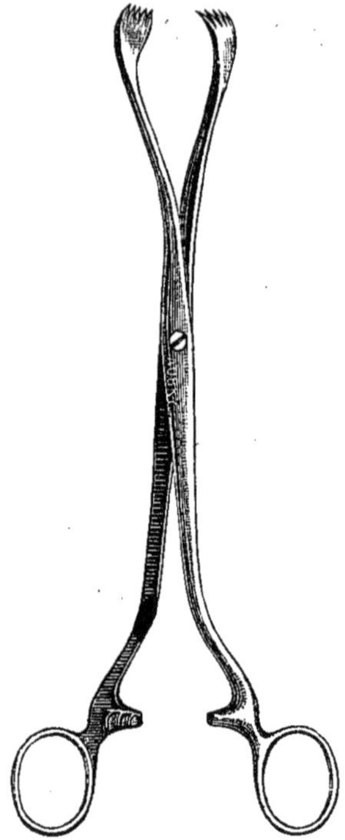

Fig. 10. — Pince à traction.

sieurs jours, au moyen des injections de bichlorure et
des tampons iodoformés.

Je ne m'arrête pas davantage sur les premiers temps,
qui aboutissent à l'isolement de l'utérus en avant et en
arrière. Ils sont minutieux, exigent de la précision et
ue la douceur; en les voyant exécuter une seule fois par

un chirurgien exercé, on les apprend mieux que par une longue analyse. Mais c'est au traitement des ligaments larges et à celui de la plaie qu'il faut donner toute notre attention.

Dans tous les procédés des auteurs, il s'agit de passer un ou plusieurs fils de soie (on a fait aussi des ligatures élastiques) pour saisir en masse le ligament large ou le diviser en plusieurs faisceaux. La ligature en masse est dangereuse, car il est difficile de serrer une telle épaisseur de tissus. La ligature en deux ou trois faisceaux est encore difficile pour le ligament qu'on attaque le premier ; aussi a-t-on fabriqué bien des aiguilles diverses et bien des porte-fils. Pour rendre moins ardu le placement du fil le plus élevé, on propose de faire basculer l'utérus en attirant le fond de l'organe soit en avant, soit en arrière, ce qui produit la torsion des ligaments larges et rapproche leur bord supérieur ; manœuvre qui n'est pas mauvaise, mais qui est loin d'être toujours possible. Aussi Schrœder ne fait-il ce renversement qu'après avoir lié la moitié inférieure de chaque ligament et coupé l'insertion de la partie liée ; la moitié supérieure se laisse tordre un peu mieux et l'utérus à demi-libéré se renverse.

Quand on est parvenu à placer les ligatures, on n'est pas tranquille, et souvent on voit saigner un petit vaisseau sur la tranche du ligament large ; ou bien, on a la crainte qu'un des fils ne glisse un peu plus tard. Il faut donc prolonger l'opération et reprendre un à un tous les points douteux ; les Allemands ont imaginé, pour arriver à l'hémostase absolue, des sutures complexes, des ourlets et des reprises, dont nous sommes délivrés maintenant.

L'usage des pinces longues, en effet, supprime le renversement de l'utérus et toutes les subtilités opératoires.

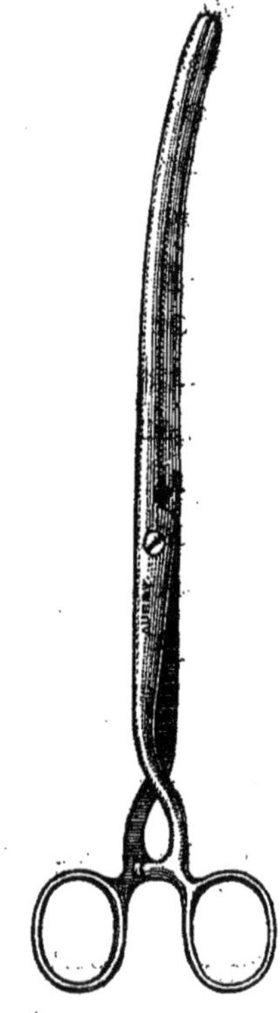

Fig. 11. — Pince longue et courbe sur le champ.

Sans revenir sur le manuel des cas simples, j'ajouterai seulement que les opérations mêmes où l'utérus descend mal ne sont plus défendues. Sont-elles cliniquement opportunes? C'est là une autre question. Tout ce que je

veux dire en ce moment, c'est qu'elles sont abordables ;
il suffit de faire le *pincement par étages*, en saisissant
d'abord la partiè inférieure du ligament—la région dan-

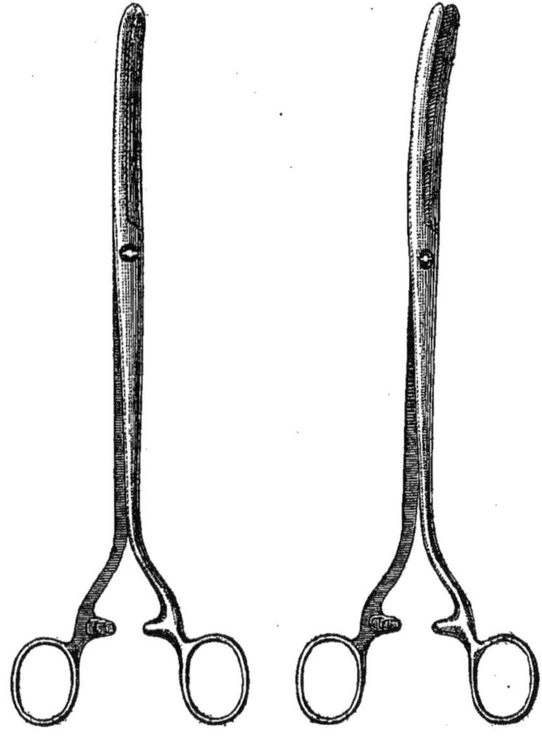

Fig. 12. — Pinces demi-longues.

gereuse — à droite et à gauche, donnant quelques coups
de ciseaux pour libérer le segment inférieur de l'organe,
plaçant une seconde pince un peu plus haut, et même
une troisième, à mesure que l'utérus se dégage et se
mobilise.

Je n'ai rien dit encore de l'*uretère* ; c'est qu'en général on n'a pas à le craindre. On peut placer la pince longue à deux centimètres environ de l'utérus ; le conduit reste en dehors. A l'état normal, ses rapports sont assez éloignés ; il s'abouche dans la vessie bien au-dessous de la base du col. Il est vrai que l'abaissement de l'utérus modifie ses rapports ; mais il est éloigné par le soulèvement de la vessie. Il n'y faut guère penser que dans les cas difficiles, quand on manœuvre à l'étroit dans un vagin peu dilatable. Il a été mordu par une pince alors qu'une propagation cancéreuse au ligament large obligeait l'opérateur à saisir au hasard, après l'ablation de l'utérus, les tissus friables et saignants (obs. II). Même [accident pourrait arriver, si on n'y prenait garde, en cas de fibrome déformant la région.

Un dernier mot sur le traitement de la plaie. On a beaucoup discuté sur l'utilité qu'il peut y avoir à fermer le vagin, à suturer le péritoine, à faire une occlusion incomplète avec drainage. Toute controverse est aujourd'hui superflue ; l'occlusion ni le drainage ne sont de rigueur pour éviter la sortie de l'intestin ou la péritonite. Les pinces maintiennent la plaie béante, et, interposées aux tampons iodoformés, elles paraissent faciliter l'écoulement séreux assez abondant qui se fait pendant les premières vingt-quatre heures. Aussitôt après leur ablation, le péritoine s'adosse à lui-même, et la plaie sus-vaginale marche tranquillement vers la guérison.

Je donne ici le modèle des principaux instruments construits par M. Aubry pour l'hystérectomie vaginale : *Bistouris* à lame courte et à long manche, bistouris à lame courbe avec tranchant à droite et à gauche ; *valves d'étain* qui peuvent remplacer dans certains cas les écarteurs coudés à angle droit ou les valves de Jobert, et qui ont l'avantage de changer de forme à volonté, ou même de se laisser couper avec des ciseaux ; *pinces à traction* pour saisir le col, très supérieures aux pinces de Museux, ne déchirant pas les tissus et n'écorchant pas les doigts, très supérieures également aux endoceps et aux pinces divergentes dont l'usage doit être oublié ; *pinces courbes sur le champ* pour les ligaments larges, dont les mors ont une longueur de 10 centimètres et une courbure très modérée ; *pinces demi longues et droites, pinces demi longues et courbes sur le plat*, pour saisir les points saignants dans le tissu cellulaire sans blesser le rectum, l'uretère ou la vessie. Les instruments qu'on peut laisser à demeure doivent être nickelés, pour ne pas s'altérer au milieu des tissus. Tous sont contenus dans une trousse dont la forme permet au chirurgien d'en modifier à son gré le nombre et la nature.

Hystérectomie abdominale.

Je mentionne l'*hystérectomie abdominale* appliquée au cancer de l'utérus (opération de Freund) pour éclairer en quelques mots les médecins qui la confondent avec l'hystérectomie abdominale appliquée aux fibromes, et pensent qu'on est à l'aise, en opérant par l'abdomen, pour enlever un utérus ayant sa forme, sa situation et son volume ordinaires. La vérité est que l'incision sus-pubienne donne un accès fort difficile dans la cavité du petit bassin, que le champ opératoire est plus profond, plus étroit, et que la manœuvre est plus laborieuse.

D'ailleurs, la question est jugée par les faits, et l'opération de Freund n'a plus guère de partisans, tant elle est grave. Je ne reproduirai pas en détail les jugements qu'on a portés contre elle; je me bornerai à dire que la ligature des ligaments larges est plus ardue, l'hémorrhagie secondaire plus menaçante, la blessure de l'uretère et des organes voisins plus difficile à éviter. Enfin, l'ouverture de l'abdomen au-dessus du pubis est, je ne sais pourquoi, plus dangereuse que par les voies naturelles; la meilleure raison qu'on en puisse donner, c'est la mise à nu de l'intestin et les attouchements que subit cet organe lorsqu'il tend à s'échapper hors du ventre non distendu par une tumeur.

Je pense donc qu'il faut renoncer aux tentatives de M. Kœberlé, conseillant, pour les cancers limités au corps, l'amputation partielle par la voie sus-pubienne,

et pour les autres, l'ablation vaginale du segment inférieur, suivie de l'hystérotomie abdominale au bout de
quelques semaines; à celles de Delpech, de Breisky, de
Rydigier, dégageant le col par une incision vaginale,
puis, au lieu de continuer par la même voie, ouvrant
l'abdomen pour extirper l'utérus.

Qu'il y ait envahissement secondaire ou primitif des
parties supérieures, la voie vaginale est toujours la plus
sûre pour l'extirpation totale d'un utérus cancéreux. Si
elle est impraticable, aucune autre voie ne conduirait
mieux au but; il faut renoncer aux opérations radicales.

CANCERS PROPAGÉS

La classe des cancers propagés ne contient que des faits désespérants. On peut admettre, il est vrai, que certains épithéliomes ayant envahi les culs-de-sac dans une faible mesure, sont encore « opérables », c'est-à-dire peuvent être enlevés en totalité par une large résection de la paroi vaginale et du tissu cellulaire qui la double. Mais qui peut démontrer que cette ablation est complète, et qui nous montrera un cas de ce genre non suivi de récidive?

Voyons maintenant quelle conduite il faut tenir contre les cancers franchement « inopérables », ceux qui ne peuvent être abordés qu'à titre palliatif. Les opérations incomplètes qu'on fait en pareil cas rendent encore des services, en supprimant pour un temps les douleurs, les hémorrhagies et l'hydrorrhée fétide ; souvent les malades sont améliorées au point de se faire une complète illusion.

Je l'ai dit plus haut, il y a toujours mieux à faire qu'une amputation sous-vaginale. Les deux opérations qu'on peut mettre en balance et que je vais examiner, c'est l'hystérectomie totale ou la résection partielle au-dessus du vagin, celle-ci détruisant tout ce qui peut être enlevé sans ouvrir le péritoine.

L'hystérectomie vaginale palliative est une opération de

valeur contestable. A priori, elle est la plus parfaite des opérations palliatives, car c'est elle qui enlève le plus largement les tissus morbides, et qui semble avoir le plus de chances de retarder les progrès du cancer. Malheureusement, elle n'est pas toujours praticable, et il peut se faire que, l'ayant entreprise, l'opérateur soit contraint de s'arrêter. De plus, elle a des périls contre lesquels on ne peut pas toujours se prémunir. Une opérée de Billroth a bien guéri ; mais il faut citer celle de M. Richelot, qui eut un uretère pincé au milieu des tissus friables et saignants (obs. II), et une autre chez laquelle un chirurgien des hôpitaux ne put achever l'hémostase du ligament large envahi par le cancer, et qui mourut d'hémorrhagie dans la journée. Il faut aussi se défier des cas où la situation est compromise par la compression des uretères et la néphrite consécutive, lésions qui peuvent se développer sans fracas, insidieusement, si bien que l'envahissement du tissu qui entoure les conduits et l'effacement de leur lumière ne sont pas soupçonnés (obs. VII).

L'*amputation sus-vaginale* est moins dangereuse, parce qu'elle n'offre pas les mêmes difficultés d'exécution et n'ouvre pas le péritoine ; l'hémostase est plus facile et le choc traumatique moins à craindre. Elle peut suffire à calmer les symptômes du cancer ; cependant, voici un fait où M. Richelot n'a pu atteindre complètement son but :

« Je suis appelé, en septembre 1886, par mon ami le Dʳ Thévenot, auprès de Mme B..., femme de 35 ans environ, qui souffre depuis quinze mois. Plusieurs médecins ou chirurgiens l'ont vue et cautérisée au fer rouge. Elle ne peut faire un pas sans provoquer une perte abondante, et vit dans son lit depuis un an. Elle n'a d'ailleurs ni amaigrissement notable, ni cachexie ; l'urine a montré à deux reprises des traces d'albumine ; par une exception assez rare, il n'y a pas d'hydrorrhée fétide. L'état général serait bon, si la malade, qui est d'ailleurs très nerveuse, pleurant et gémissant pour la moindre cause, n'avait en réalité des douleurs très intenses et revenant tous les jours, douleurs pelviennes, en ceinture, irradiées au membre inférieur. Elle est habituée aux piqûres de morphine ; 7 à 8 centigr. par jour lui donnent quelques moments de repos.

« Au toucher, je trouve un cancer ayant certainement débuté par le canal cervical, et je déplore qu'on n'ait pas fait l'hystérectomie pendant la longue période où le néoplasme gagnait en profondeur sans toucher aux parties voisines. Aujourd'hui, le museau de tanche est volumineux, mais il a encore sa forme ; le cul-de-sac antérieur et le droit sont libres, le postérieur est seulement affleuré, le gauche est pris par une ulcération bourgeonnante qui vient de la partie attenante du col, et sous laquelle on sent une induration profonde ; l'envahissement du ligament large me paraît certain.

« La malade a été formellement condamnée par plusieurs de mes collègues. Mais, comme elle souffre à l'excès et demande avec instance une opération, je me décide à tenter une hystérectomie qui peut retarder l'évolution du mal et surtout calmer les douleurs.

« L'opération est faite le 15 septembre, avec l'assistance de M. Thévenot et de MM. Oustaniol et Aubert, internes des hôpitaux. L'abaissement de l'utérus est presque nul, ce qui rend les premiers temps difficiles. Pendant le décollement de la vessie, la pince de Museux arrache la lèvre antérieure; placée au-dessus, elle arrache encore le tissu friable. Je passe au cul-de-sac postérieur, et, ne sachant pas encore si je pourrai terminer l'opération, je décolle le péritoine sans chercher à l'ouvrir; cinq ou six pinces hémostatiques arrêtent le sang sur la plaie vaginale et dans le tissu cellulaire. La lèvre postérieure se déchire à son tour; au-dessus d'elle, tout cède à la moindre traction. Bientôt il ne reste plus qu'un lambeau de col sur la droite; je m'en débarrasse d'un coup de ciseaux, et j'explore le fond de l'utérus, que je trouve partout ramolli et friable. En même temps, je constate la souplesse du tissu cellulaire pré-rectal, l'intégrité apparente du ligament large droit, l'induration et l'envahissement total du gauche. Me souvenant des périls qu'on peut rencontrer, et surtout n'ayant plus sur les tissus dégénérés aucune prise qui me permette d'abaisser le fond de l'organe et d'achever l'opération sans brutalité ni manœuvres aveugles, je prends le parti d'enlever par le grattage tous les bourgeons cancéreux qui tapissent le foyer, et d'excaver prudemment la calotte utérine en respectant le péritoine. Je fais, en somme, avec les ciseaux et la curette, une sus-vaginale irrégulière ; je nettoie au mieux le champ opératoire, je place quelques pinces longues, et à la fin, contre un écoulement en nappe, j'introduis au fond de l'utérus une éponge montée ; tout est laissé à demeure, et le vagin rempli avec des tampons au sous-nitrate de bismuth, parce que l'iodoforme, déjà employé dans les pansements antérieurs, a toujours provoqué des phénomènes d'intolérance.

« Le lendemain matin, j'enlève les pinces, les éponges et les tampons. Cinq injections de sublimé par jour, et deux tampons au bismuth pour tout pansement. Suintement léger, liquide des injections presque clair. La température atteint 38° 5 le soir du second jour et revient à la normale.

« Après une absence de deux semaines, je trouve le fond du vagin cicatrisé ; le doigt sent à peine quelques indurations, et jamais on ne pourrait supposer qu'il y avait là un vaste foyer cancéreux. Toute hémorrhagie est supprimée, la malade peut se lever et s'asseoir. Malheureusement, les douleurs pelviennes continuent, aussi violentes que par le passé ; l'intervention, sous ce rapport, n'a donné aucun résultat. »

En présence de ces faits, gardons-nous d'adopter une ligne de conduite absolue. L'ablation totale est séduisante, à supposer qu'elle réussisse, mais l'ablation partielle paraîtra souvent plus sage. De telle façon qu'on pourrait formuler ce précepte : en face d'un cancer propagé mais abordable, préparez tout pour l'hystérectomie ; si l'envahissement est restreint, si vous ne prévoyez pas de grosses difficultés, allez jusqu'au bout ; dans le cas contraire, arrêtez-vous. Du moment qu'on laisse de la tumeur, le bénéfice de l'ablation totale n'est pas énorme, et s'il y a doute, il vaut mienx choisir l'intervention la plus innocente. Il est bien entendu, d'ailleurs, que l'amputation sus-vaginale est, dans les cas de ce genre, une opération irrégulière, n'obéissant pas à des règles précises, où souvent l'action de la curette doit venir en aide au bistouri.

Nous voici bien près du terme, n'ayant plus qu'un mot à dire des cas où la tumeur est déjà adhérente aux organes et envahit la paroi vaginale, au point qu'une résection même partielle serait dangereuse et sans profit. Nous ne suivrons pas l'exemple de Mikulicz, prétendant « qu'il ne faut pas craindre d'attaquer franchement le rectum et la vessie, qui ne sont pas des organes essentiels à la vie. »

Proscrivons les *caustiques* d'une façon générale. Leur usage eût été funeste au début du cancer, alors que la tumeur est nettement opérable, alors qu'on perd un temps précieux en essayant ces moyens illusoires, alors que le seul résultat possible des cautérisations est d'irriter le tissu morbide et d'activer sa propagation ; aussi me suis-je bien gardé d'y faire allusion dans les premières pages de ce travail, car il faut désormais rejeter sans discussion ces malheureux essais d'une thérapeutique locale encore trop usitée. Mais, si les caustiques sont détestables dans les premières périodes, ils sont encore mauvais dans les dernières; tout au plus peuvent-ils réprimer quelques bourgeons exubérants; s'ils cherchent à détruire le néoplasme, ils le font à l'aveugle et peuvent causer des malheurs. Le *fer rouge* ne vaut pas mieux, excepté sous la forme de cautère tranchant; mais alors, quel avantage offre-t-il sur la curette, instrument simple, commode à manier, précis dans son action?

En résumé, c'est au *grattage* qu'il faut en venir. L'opération, bien faite et secondée par l'antisepsie, n'a pas de grands périls. Elle supprime les végétations cancéreuses qui s'élimineraient lentement, et fait cesser provisoirement les douleurs et les pertes. Dans certaines formes d'épithélioma, la repullulation ne se fait qu'à la longue, et la malade peut avoir pendant plusieurs mois l'illusion d'une guérison radicale. Les injections de sublimé, et surtout le pansement à l'iodoforme, viennent en aide au grattage pour en faire une très bonne opération palliative.

« J'ai suivi cette conduite, nous dit M. Richelot, chez une pauvre malade de 43 ans, Mme de G. M.., qui souffrait de son cancer depuis quinze mois environ, et qui vint me consulter au mois d'avril dernier. Son père et sa mère étaient morts cancéreux; ses trois sœurs avaient succombé au cancer de la matrice; elle-même avait une cavité utérine réduite à une coque mince, remplie de bourgeons épithéliaux et adhérente aux organes voisins. Elle demandait « la grande opération », qu'elle nous voyait faire à d'autres malades, dans le service de l'hôpital Bichat. Je lui fis, au mois d'avril, le grattage avec la curette, suivi de pansements iodoformés, puis d'injections de liqueur de van Swieten. Pendant trois mois, les douleurs, les hémorrhagies et l'hydrorrhée fétide furent supprimées au point qu'elle se crut guérie; elle avait repris des forces et ne paraissait nullement cachectique; il n'y avait pas d'albuminurie. Mais au mois de juillet, les végétations intrà-utérines avaient repoussé de plus belle. Nouveau grattage, aussi complet que le premier, mais accompagné d'une hémorrhagie un peu vive, que les tampons d'iodoforme arrêtèrent facilement. Cette fois, les suites furent aussi simples, mais le bénéfice à peu près nul; la douleur et les pertes fétides, suspendues seulement du 3 au 15 juillet, reparurent accompagnées de vomissements que rien ne pouvait arrêter; c'est alors que les forces diminuèrent et que survinrent l'amaigrissement, l'œdème des malléoles, l'albuminurie, le coma et la mort. »

Je n'ai pas eu la prétention, dans les pages qui précèdent, d'épuiser mon sujet; certaines questions ont été volontairement laissées de côté. Tel est le cas d'épithéliome accompagnant la grossesse (1); telle aussi la méthode que le professeur Vulliet, de Genève, a vantée dernièrement au Congrès de chirurgie, et qui consiste à dilater largement l'utérus par un procédé spécial, pour l'explorer *de visu*, attaquer directement l'épithéliome intrà-cavitaire dès ses premières périodes et l'enlever intégralement, si faire se peut, par une abrasion très soignée.

Mon but sera atteint, si j'ai réussi à donner quelque valeur aux propositions suivantes :

1° L'amputation sous-vaginale du col, dirigée contre l'épithéliome utérin, est presque toujours impuissante et doit être conservée pour des cas exceptionnels.

2° L'amputation sus-vaginale est, au contraire, une bonne opération, peu dangereuse et quelquefois suffisante pour retarder la récidive.

3° L'hystérectomie vaginale est supérieure aux deux précédentes. Pratiquée dans de bonnes conditions, elle a presque toujours les suites les plus simples ; les difficultés qu'elle présente n'ont rien d'extraordinaire ; c'est

____

(1) P. Bar. Du cancer utérin pendant la grossesse et l'accouchement, th. d'agrég., Paris, 1886.

elle, enfin, qui a le plus de chance d'éloigner définitivement ou de retarder la récidive, à la condition qu'on la
fasse de bonne heure et avec certaines précautions que
nous avons indiquées.

4° L'usage des pinces à demeure, en supprimant
toute ligature, simplifie l'opération, abrège la manœuvre intra-péritonéale et assure l'hémostase. Ce procédé
éloigne par là même les chances de collapsus, de péritonite et d'hémorrhagie secondaire ; il recule en même
temps la limite des cas opérables.

5° En présence d'un cancer propagé, l'hystérectomie
vaginale palliative est possible, l'amputation sus–vaginale irrégulière est ordinairement préférable, enfin le
simple grattage s'impose dans les cas extrêmes.

6° Il est un dernier point qui n'a pas de rapport avec
le traitement du cancer utérin, mais que je veux indi-
quer en terminant, parce qu'il est inséparable de l'étude
que nous avons faite jusqu'ici : c'est l'application de
l'hystérectomie vaginale aux *affections non cancéreuses.*
Les maladies utérines sont nombreuses, qui réclament
notre intervention sans nous laisser l'arrière-pensée
d'une récidive ; ne sont–elles pas, à ce point de vue, les
indications les plus intéressantes de l'hystérectomie vaginale? Plusieurs chirurgiens sont arrivés à dire aujour-
d'hui : « Sans doute, l'opération est bonne ; mais que
voulez-vous obtenir? Le cancer est une affection décou-
rageante, et vos efforts sont inutiles. » Nos efforts ne
seront pas inutiles, s'ils démontrent qu'en effet l'opération est bonne ; car nous pourrons l'aborder sans

crainte, en dehors du cancer, pour des maux contre lesquels nous sommes trop souvent désarmés.

Supposez un utérus bourré de petits *fibromes*, à l'étroit dans l'enceinte pelvienne, douloureux et saignant ; un *fibrome rétro-utérin* peu volumineux, mais donnant par son siège de graves symptômes. Si on laisse grossir la tumeur, elle sera bientôt adhérente, enclavée, inopérable ; ou encore, elle se développera du côté de l'abdomen, et dans quelques mois il faudra l'attaquer par une hystérectomie sus-pubienne. Or, celle-ci, pour des raisons diverses, est encore pleine de dangers ; l'hystérectomie vaginale, au contraire, n'est pas plus grave qu'une ovariotomie simple. N'est-il pas rationnel, en présence d'un mal à marche progressive, de faire à temps l'extirpation par le chemin le moins périlleux ?

Il y a des *rétroflexions* traitables, qui peuvent guérir au moins temporairement et se font tolérer avec des soins et de la patience. Mais il y en a aussi qui sont irréductibles, douloureuses à l'excès, et mettent la vie en danger par des métrorrhagies continuelles. N'a-t-on pas le droit, pour les formes les plus graves, d'en arriver à cette *ultima ratio*, qui n'a plus rien d'effrayant ?

Dans les cas de *prolapsus*, l'hystérectomie vaginale est très simple et très bénigne. Elle n'est pas, il est vrai, aussi radicale qu'on pourrait le croire ; après l'extirpation, la cystocèle et la rectocèle peuvent récidiver. Mais alors, les parties n'ayant plus à supporter le poids de l'utérus, l'anaplastie doit forcément réussir. Est-ce à dire que l'hystérectomie soit toujours indiquée ? Non certes ; en lisant notre observation X, on peut voir quelles réserves

nous formulons à cet égard. Mais, si les opérations anaplastiques doivent être ordinairement préférées, certaines
femmes ont des tissus tellement lâches que les avivements et les sutures n'y peuvent rien, et que toujours
l'infirmité se reproduit. N'est-il pas bon de savoir que
l'hystérectomie vaginale, sans faire courir de grands
dangers, peut triompher de ces prolapsus rebelles?

Fibrome, rétroflexion grave et prolapsus, voilà trois
affections dont nous fournissons des exemples à la fin de
ce travail. Ajoutons-y, à titre provisoire et sans preuves
personnelles, les *inversions utérines*, certaines *métrites
invétérées*, peut-être aussi quelques *névralgies* qui récla-
meraient toute une discussion, et nous aurons démontré
que l'hystérectomie vaginale a un champ d'action assez
vaste pour qu'on doive la considérer comme une opération d'avenir.

OBSERVATIONS D'HYSTÉRECTOMIES VAGINALES

Il me reste à consigner ici les observations sur lesquelles est fondée la majeure partie de ce travail. Elles forment une série encore peu nombreuse, mais qui ne peut tarder à s'enrichir de nouveaux faits, car les occasions d'en recueillir se rencontrent souvent : je connais d'autres exemples d'hystérectomies vaginales qui seront bientôt publiés et viendront, j'espère, confirmer la plupart des opinions que j'ai défendues.

Sur nos dix observations, il y a trois morts. Proportion : 30 pour 100. Ceux qui veulent quand même une statistique, devront reconnaître que celle-ci n'est pas mauvaise, étant donné que l'idée d'enlever l'utérus par le vagin, il y a peu d'années, soulevait des cris d'horreur.

Cependant, la mortalité représentée par ces chiffres est encore sérieuse ; mais il serait injuste d'y voir l'expression de la gravité relative de l'opération. Chercher sommairement une proportion arithmétique est, dans notre art, un véritable non-sens. Et d'abord, n'est-il pas irrationnel de prendre un tant pour cent comme une réalité, quand la somme totale des faits n'arrive pas à la centaine, et quand, par suite, un seul fait nouveau qui vient s'ajouter à la série suffit pour faire varier de plusieurs unités le chiffre des morts ou celui des succès?

Les faits dont s'occupe le médecin sont trop délicats et composés d'éléments trop divers pour que des moyennes fictives deviennent jamais des vérités cliniques ; et toujours l'analyse doit corriger la brutalité des chiffres.

Sur nos dix malades, on trouve sept cancers et trois affections d'autre nature : une rétroflexion grave, un utérus bourré de petits fibromes, un prolapsus. Les trois morts sont survenues chez des cancéreuses, et dans des conditions qu'il est intéressant de signaler.

Chez la première de ces trois malades (obs. I), l'opération a été faite à l'ancienne manière : ligatures en fils de soie sur les ligaments larges. Un des fils ayant lâché prise, une hémorrhagie mortelle est survenue. Faut-il accuser l'hystérectomie vaginale ? Non, certainement ; il s'agit là d'un accident contre lequel on peut se défendre, et que l'emploi systématique des pinces à demeure a justement pour mission de conjurer.

La seconde (obs. VI) a succombé sans hémorrhagie, sans péritonite, avec une double dilatation des uretères, une double néphrite et des symptômes d'urémie. L'opération est venue trop tard, puisque l'évolution du cancer avait déjà produit ces altérations rénales profondes qui marquent le début de la cachexie. On peut en inférer qu'il est parfois difficile de poser des indications précises, mais non que l'opération soit mauvaise.

La troisième (obs. VII) avait une tumeur rétro-utérine diffuse, adhérente, avec des ganglions engorgés au pli de l'aîne ; elle a succombé au collapsus. L'opération, entreprise à titre palliatif, a dépassé les forces de cet organisme ébranlé ; toutes les fois qu'on agira dans de pareilles conditions, la statistique pourra s'en trouver compromise.

En résumé, ces trois échecs, pour peu qu'on les analyse avec impartialité, ne diminuent en rien les mérites de l'hystérectomie vaginale.

Quant aux sept guérisons, je n'ajoute rien sur les trois cas d'affections non cancéreuses. Sur les quatre cancéreuses guéries, une fois le tissu morbide s'était propagé au ligament large ; la malade a succombé au bout de cinq mois, non pas à la récidive, mais à la continuation du mal, après avoir eu l'illusion d'une guérison complète. Les trois autres sont aujourd'hui bien portantes ; mais les opérations ne datent pas encore d'assez loin pour qu'on puisse affirmer qu'elles n'auront pas de récidive. Leur histoire aura donc plus tard un épilogue ; et de plus, un examen histologique en sera le complément nécessaire.

En transcrivant les observations que M. Richelot a bien voulu me communiquer, je leur laisse le style personnel adopté par l'auteur.

CANCERS

I. *Mort.* — Herminie R..., 35 ans, est entrée à l'hôpital Bichat, le 1er août 1885, pour un épithélioma du col utérin. Les antécédents de cette malade se résument en quelques mots : fièvre typhoïde à 8 ou 9 ans ; réglée à 14 ans ; mariée à 20 ans ; deux grossesses.

La santé s'altère depuis trois ans environ ; douleurs dans le ventre et dans les reins ; l'appétit et les forces diminuent. Dans les premiers jours de février 1885, première métrorrhagie durant toute la nuit ; seconde perte huit jours après. Le 15 février, elle entre à l'hôpital de Lagny (Seine-et-Marne), et subit, le 26 mars, l'amputation partielle du col utérin. Elle sort le 26 avril et, pendant trois mois, va se faire panser à l'hôpital une ou deux fois par semaine. Vers le 24 mai commencent de nouvelles pertes, jaunâtres et de mauvaise odeur ; puis, à partir du 1er juillet, les pertes rousses alternent avec de vraies métrorrhagies.

Lorsqu'elle entre à l'hôpital Bichat, l'examen démontre un épithélioma végétant du col utérin, dont la limite supérieure ne peut être déterminée, et pour lequel une nouvelle amputation du col au-dessous des culs-de-sac vaginaux serait insuffisante. Les ligaments larges paraissant indemnes, l'utérus étant mobile et la santé générale bien conservée, l'intervention est absolument légitime. Injections de sublimé deux fois par jour, en attendant l'opération.

Avec l'aide de mes amis, MM. Paul Berger et Landowski, je pratique, le 8 août, l'hystérectomie vaginale. L'anesthésie est faite par M. Poupinel, interne du service.

Après une large irrigation antiseptique, le col est saisi avec deux pinces de Museux et l'utérus facilement abaissé. Incision du cul-de-sac antérieur du vagin, décollement de la vessie à l'aide d'instruments mousses, ouverture du péritoine au fond de la plaie, puis agrandissement de l'ouverture avec les doigts, tout marche régulièrement. Même manœuvre en arrière, pour ouvrir le cul-de-sac postérieur du péritoine et séparer l'utérus du rectum. Alors, l'index de ma main gauche accroche le bord supérieur du ligament large du côté droit et cherche à faire basculer le fond de l'utérus en avant. Ce mouvement n'étant pas possible, je prends la résolution d'attaquer par le bord inférieur. A l'aide d'une aiguille courbe, je passe successivement deux fils de soie simples, dont l'un embrasse la moitié supérieure, et l'autre la moitié inférieure du ligament large. M. Berger serre vigoureusement chacun de ces deux fils. Cependant, n'ayant qu'une confiance limitée dans la striction ainsi produite, nous plaçons encore deux fils doubles, et M. Berger les serre de toute sa force. La manœuvre a été fort pénible et nous a demandé beaucoup de temps.

Couper au ras de l'utérus, attirer celui-ci au dehors et placer des fils sur le second ligament large, ces divers temps ne sont plus rien, pour ainsi dire. Je lie en quatre faisceaux le ligament que j'ai sous les yeux, et l'utérus est complètement séparé. Mais aussitôt je vois couler du sang, parce qu'un des quatre fils n'a pas été bien serré ; il me faut prendre encore six vaisseaux avec des pinces et placer six nouveaux fils de soie. C'est alors seulement que je me décide à couper au ras tous les fils et à laisser les deux ligaments se retirer dans l'abdomen.

J'essuie doucement la plaie avec des éponges trempées dans le bichlorure, je place au fond du vagin un point de suture qui le ferme sur la ligne médiane, de chaque côté un tube à drainage, enfin quelques tampons de gaze iodoformée ; un pansement de Lister couvre la région. L'opération a duré plus d'une heure et demie.

Vomissements dans la journée, deux piqûres de morphine. — T. 38°8 ; p. 106.

Le 9 août, les vomissements continuent ; il n'y a ni ballonnement ni douleur ; piqûre de morphine. — T. m. 38° ; p. 118. — T. s. 38°3 ; p. 118.

Le 10, toujours quelques vomissements ; la malade est abattue et se plaint. Le soir, les vomissements ont cessé après l'ingestion de trois cuillerées d'une solution de morphine au millième. — T. m. 38°6 ; p. 114. — T. s. 39°4 ; p. 114.

Le 11, j'enlève les tampons iodoformés et les tubes, qui donnent depuis le début un suintement sanieux ; je fais une irrigation vaginale très douce avec le sublimé, et je replace dans le vagin un peu de gaze iodoformée. — T. m. 39°4 ; p. 114.

La malade n'a plus de vomissements, mais l'abdomen est très douloureux. Le soir, la température monte à 40°4, et la mort arrive à neuf heures et demie.

L'autopsie, faite le 13 août, nous montre une périto-nite généralisée ; tous les intestins sont rouges, conges-tionnés, légèrement adhérents. Dans le petit bassin, nous trouvons un grand verre de liquide épais, brun rougeâtre, mélange de pus et de sang. Le ligament large du côté droit est enveloppé de caillots, qui adhèrent à la surface de section ; les fils de soie l'entourent mollement sans l'étreindre. Du côté gauche, au contraire, les fils sont bien serrés.

II. *Guérison*. — J'ai opéré dans le service de mon excellent maître, M. Verneuil, un énorme épithéliome du col, malheureusement propagé au ligament large. L'observation est rédigée d'après les notes que m'a remises obligeamment son chef de clinique, M. Verchère.

Augustine F... a 34 ans, cinq enfants et une parfaite santé. Le dernier accouchement remonte au mois de juin de l'année dernière. Elle vient en mars 1886 à la consultation de la Pitié, se plaignant de quelques douleurs et surtout de pertes rousses. On trouve avec surprise, chez une femme d'aussi belle apparence, un épithélioma du col. A ce moment, elle allaite encore son enfant et n'a point eu son retour de couches.

Au toucher, la tumeur est très irrégulière, déchiquetée, semblant formée d'une série de polypes longs et grêles, implantés sur toute la surface du col utérin. Celui-ci présente, au-dessus des végétations, sa consistance normale. Il est facile de le contourner avec l'indicateur ; sur toute la circonférence, il existe entre les tissus malades et les culs-de-sac une hauteur d'un centimètre au moins.

C'est maintenant qu'il faudrait opérer. Mais la malade rentre chez elle pour faire passer son lait et sevrer son enfant. Revenue le 4 mai, on trouve que la tumeur a fait des progrès considérables ; le col est partout envahi ; un énorme fongus remplit le vagin ; le doigt contourne avec peine la masse morbide et trouve partout les culs-de-sac libres, sauf à droite, où le tissu cancéreux paraît se propager davantage. L'ablation totale de l'utérus est possible, mais elle offrira des difficultés, comme le fait prévoir l'envahissement d'un cul-de-sac vaginal.

Le 20 mai 1886, je procède à l'opération avec l'aide de M. Verneuil. Sur son avis, je commence par enlever avec une chaîne d'écraseur la moitié du cancer dont le vagin est obstrué ; je puis alors saisir le tissu morbide avec les pinces de Museux et abaisser l'utérus, mais dans une faible mesure. Incision circulaire des culs-de-sac vaginaux, décollement de la vessie, ouverture du péritoine en avant et en arrière, difficile à cause du volume de la tumeur que je n'ai pas assez largement réséquée.

Les premiers temps sont terminés, mais l'utérus a toujours peine à descendre. J'arrive à toucher du doigt le bord supérieur du ligament large du côté gauche, attaqué le premier parce qu'il est souple et sans trace d'envahissement. La pince longue est placée ; la section au ras de l'utérus est faite assez péniblement, car il faut monter très haut pour atteindre le fond de l'organe.

C'est alors que l'exploration attentive du côté droit nous montre l'impossibilité de placer commodément la pince longue sur le second ligament large en dépassant les limites de la tumeur. Je me décide à tirer hors de la vulve l'utérus libéré du côté gauche, et à placer à droite, sur le tissu morbide friable et saignant, des pinces de différents modèles, droites et courbes, qui étreignent les parties dans tous les sens, à mesure que je détache l'utérus à coups de ciseaux. L'organe enlevé, ainsi que l'ovaire droit, il reste six pinces appliquées sur le tissu cancéreux, et qui, j'espère, le feront tomber en détritus ; mais il m'est impossible d'affirmer que j'aie dépassé en dehors les limites du mal. — Tampons d'iodoforme, ouate aseptique et bandage en T; l'opération a duré une heure un quart.

Dans la soirée, quelques vomissements et douleurs modérées; temp. 38°. Cathétérisme, piqûre de morphine; potion de Todd et champagne frappé.

Le 21, vomissements fréquents, temp. 38°, facies légèrement grippé, un peu de ballonnement du ventre. Le 22, ablation des pinces. Le 23, la figure est bonne et le ventre n'est pas douloureux.

Jusqu'au 28, les tampons sont entraînés successivement par les lavages au sublimé; on continue ensuite les irrigations trois fois par jour. L'état général s'améliore franchement et la température oscille de 37 à 38° au maximum. Le 25, on observe un écoulement notable d'urine par le vagin, bien que la vessie en donne toujours au cathétérisme; il est évident qu'une des pinces a pris l'uretère du côté droit.

Du 28 mai au 15 juin, la malade s'alimente et reprend ses forces; l'écoulement d'urine par le vagin continue.

Le 15, on reconnaît par le toucher que le vagin se termine en cul-de-sac. Tout en haut, vers la droite, on sent dans la paroi quelques nodosités mamelonnées, irrégulières, revêtues de la muqueuse intacte, et au-dessus d'elle une dépression en cul-de-poule, qui paraît être l'orifice anormal de l'uretère. Par le spéculum, on voit un bourgeon rougeâtre, arrondi, non saignant, qui semble former le centre d'une cicatrice étoilée. En déplissant les parois vaginales, on ne peut apercevoir ni les nodosités que le doigt sentait, ni l'orifice par où s'échappe l'urine.

En juillet, les nodosités de la paroi ont augmenté de volume, la muqueuse reste saine ; la malade se plaint de quelques douleurs du côté du rectum et d'un peu de gêne pour aller à la selle, mais le toucher rectal ne donne aucun renseignement. Elle quitte l'hôpital, perdant toujours une partie de ses urines et portant un appareil, mais d'ailleurs en très bonne santé.

Je ne pouvais prétendre ici qu'à un succès opératoire. Aussi peut-on se demander s'il n'aurait pas mieux valu pratiquer simplement l'amputation sous-vaginale du col, après laquelle on aurait fait des pansements attentifs et poursuivi le mal par des cautérisations successives ; on pouvait, en fin de compte, améliorer la situation, calmer les douleurs et prolonger la vie. Mais d'abord, il aurait fallu reconnaître l'envahissement du ligament large ; ensuite, l'ayant reconnu, je me demande si la conduite que j'ai tenue n'était pas encore la meilleure. Par l'ablation totale j'obtenais une cicatrisation provisoire, une apparence de guérison définitive, un répit prolongé avant que les parcelles cancéreuses, laissées sur place en dépit de mes efforts, aient eu le temps de grossir visiblement, de saigner ou de comprimer les organes. La situation ne valait-elle pas mieux que celle d'une femme à qui on enlève la partie saillante de sa tumeur, et qui survit peut-être aussi longtemps, mais avec des pansements journaliers, des ennuis continuels, toujours à l'état d'opérée ou de convalescente ? Au contraire, ma malade de la Pitié est contente et se croit guérie ; elle n'a ni suintements ni douleurs graves ; un doigt exercé trouve au fond de son vagin des nodosités

René de Madec.   6

suspectes, et voilà tout. Malheureusement, l'uretère a été pris dans les manœuvres que j'ai dû faire pour enlever largement les tissus morbides ; elle perd ses urines et porte un appareil ; il faut lui dire qu'on guérira sa fistule et s'ingénier à lui faire prendre patience. Voilà un accident qui m'empêche de beaucoup vanter mon intervention ; mais en vérité, sans la fistule, je trouverais ma malade mieux traitée par l'ablation totale de son utérus que par une opération plus timide.

Novembre 1886. La malade a succombé cinq mois après l'opération.

III. *Guérison.* — Epithéliome du col, développé à sa face interne, bien limité, n'ayant pas touché les annexes.

Louise C... (hôpital Bichat, 27 mai 1886), est une femme de 33 ans, vigoureuse et bien portante, sans aucun antécédent héréditaire ; quatre grossesses normales et accouchements faciles de 20 à 27 ans. Il y a deux ans, troubles utérins passagers ; leucorrhée habituelle.

En février dernier, survint au moment de ses règles, et pour la première fois, une métrorrhagie abondante. Depuis cette époque, elle a presque continuellement, dans l'intervalle des règles, un suintement roussâtre et fétide. Elle ne se plaint d'aucune douleur et l'état général est satisfaisant, bien qu'elle affirme avoir maigri et perdu de ses forces depuis le mois de février.

Le col est volumineux, largement ouvert ; les lèvres épaisses, indurées, déjetées en dehors, sont doublées à leur face interne d'un tissu noirâtre bourgeonnant, ulcéré, dont le doigt, introduit difficilement, n'atteint pas la limite supérieure. La face externe du col et les culs-de-sacs vaginaux sont indemnes. L'existence d'un épithéliome ayant débuté par la cavité cervicale n'est pas douteuse.

Le 11 juin, hystérectomie vaginale avec l'assistance de mon collègue Terrier. Anesthésie par M. Rollin, interne du service.

Après l'évacuation de la vessie et l'irrigation au sublimé, l'utérus est attiré à la vulve à l'aide de deux pinces de Museux. Incision circulaire avec le bistouri, au niveau de l'insertion du vagin sur le col ; séparation de la vessie et de l'utérus, principalement avec le doigt ; le cul-de-sac antérieur du péritoine est pincé, ouvert avec les ciseaux, puis largement déchiré. En arrière, ouverture du cul-de-sac péritonéal par une manœuvre analogue.

L'utérus ne tenant plus alors que par les ligaments larges, celui du côté droit est accroché par son bord supérieur avec l'index de la main gauche, puis saisi par une longue pince, courbe sur le champ, dont les mors sont introduits dans chacune des deux ouvertures péritonéales et que je serre au dernier cran. Cela fait, l'insertion du ligament large est coupée au ras de l'utérus avec de longs ciseaux, et l'organe, libéré du côté droit, peut être attiré hors de la vulve. Le ligament gauche est alors saisi facilement dans les mors d'une seconde pince, la section faite à ciel ouvert, et l'utérus enlevé.

Quelques artères saignant sur les bords de la plaie

vaginale, j'y applique cinq pinces longues et droites et je les laisse à demeure avec les deux pinces courbes. L'hémostase étant faite et la région nettoyée avec quelques éponges montées, je place dans le vagin plusieurs tampons d'ouate iodoformée ; ouate aseptique sur la vulve et bandage en T. L'opération a duré trente-cinq minutes.

Le soir, quelques vomissements bilieux ; douleur lombaire et abdominale modérée. Le suintement séro-sanguinolent oblige à renouveler le pansement extérieur. — Temp. 37°6. — Champagne et glace ; une injection de morphine ; cathétérisme. — Repos et sommeil pendant la nuit, dans l'intervalle des vomissements.

Le 12, on enlève les pinces droites, mais non les deux pinces courbes des ligaments larges. On laisse deux tampons d'iodoforme, et des injections de bichlorure, trois fois dans la journée, sont faites à l'entrée du vagin.

L'ouate extérieure est à peine souillée le soir, les douleurs sont légères, les vomissements ont disparu. — Temp. 38°.

Le 13 et le 14, ablation des deux pinces courbes et des derniers tampons ; la température est encore, le soir, à 38°4. Le 15, l'urine est rendue spontanément ; la malade, qui jusqu'ici n'a pris que du lait et des potages, demande à manger. Le 17, l'appétit est bon, les digestions faciles, la température à 37°, la douleur nulle.

Le 25, date correspondant à l'époque des règles, la malade éprouve quelques douleurs et expulse un petit caillot. Elle se lève le 3 juillet pour la première fois, et nous quitte le 11 en parfait état.

Voilà ce que nous pouvons appeler « un cas favorable ». Notons qu'il s'agissait d'un épithéliome de la face interne du col, et que je ne pouvais savoir si la muqueuse du corps était envahie. Les détracteurs de l'hystérectomie vaginale ont dit qu'elle était bonne seulement pour les cancers débutant par le corps, c'est-à-dire pour des cas excessivement rares. Ils oublient les cancers de la muqueuse, débutant par le col, mais gagnant rapidement toute la cavité, rongeant l'utérus par sa face interne, et pendant de longs mois respectant une coque de la paroi qui sépare le néoplasme des tissus voisins. C'est une forme de l'épithéliome utérin contre laquelle échouerait toute opération parcimonieuse, et qui, d'autre part, nettement circonscrite malgré son étendue, reste longtemps justiciable d'une intervention radicale. L'hystérectomie vaginale trouve, dans les cas de ce genre, une de ses plus formelles indications.

IV. *Guérison*. — Stéphanie P..., 45 ans, a subi, en mars 1886, l'amputation sous-vaginale du col utérin par l'anse galvanique. Elle entre à l'Hôtel-Dieu dans le courant du mois d'août, avec des douleurs, des pertes rousses, quelques hémorrhagies ; les premiers symptômes de récidive remontent aux premiers jours de mai. C'est une femme de robuste apparence, et dont la santé générale n'est pas profondément altérée.

A l'examen local, je trouve un col utérin aux lèvres à peines saillantes, affleurant les culs-de-sac, et un bourgeon fongueux sortant de l'orifice. Les culs-de-sac paraissent libres tout autour des lèvres, le doigt n'y rencontre aucune induration suspecte, l'utérus est mobile et de volume normal. Il s'agit d'un épithéliome récidivé; mais la tumeur a pris naissance à la face interne du museau de tanche, elle a repullulé dans les parties supérieures de la cavité cervicale sans gagner la muqueuse du vagin, et semble respecter les annexes. En résumé, le cancer est opérable et l'intervention pleinement justifiée.

L'hystérectomie vaginale est faite le 31 août avec l'assistance de M. le docteur Picqué, chef de clinique, de MM. Cousin et Mauclair, internes du service, en présence de M. le docteur C. Galozzi, professeur de clinique chirurgicale à la Faculté de Naples.

Les premiers temps de l'opération marchent avec une certaine lenteur : j'enlève le bourgeon fongueux, et je trouve heureusement, sur le moignon du col encore solide, un point d'appui suffisant pour les tractions. La vulve est assez étroite, bien que la malade ait eu trois enfants, et l'abaissement de l'utérus est difficile. Après l'incision circulaire et le décollement de la vessie, j'atteins avec peine le cul-de-sac antérieur du péritoine ; le postérieur, au contraire, est ouvert aisément par le bistouri, dont la lame tournée vers l'utérus coupe de bas en haut. J'agrandis avec les doigts les deux ouvertures péritonéales.

L'abaissement de l'utérus étant toujours incomplet, je n'hésite pas à préférer le pincement par étages au pincement en masse du ligament large. Commençant par le côté droit, je saisis d'abord la région de l'utérine et je coupe au ras de l'utérus dans la même hauteur. L'organe attiré obliquement vers la gauche et descendant un peu mieux, mon doigt peut toucher la partie supérieure du ligament et diriger la pince courbe sur le champ ; celle-ci placée et la section terminée, l'utérus est extrait hors de la vulve. Ayant alors sous les yeux le second ligament, je le saisis d'un seul coup ; mais, comme il s'étale sous la pression, une artère ovarienne reste en dehors et donne du sang au moment où j'achève la section, ce qui m'oblige à placer une longue pince hémostatique au niveau du bord supérieur. Quelques artérioles vaginales saignant encore, l'hémostase est complétée par trois ou quatre pinces. Toilette minutieuse de la plaie et tampons iodoformés. L'opération a duré trente-cinq minutes.

Suintement assez vif dans la journée. Le lendemain, 1er septembre, je trouve la malade en bon état, ventre souple et peu de douleur. J'enlève trois pinces ; mais, en desserrant la quatrième, une des principales, je vois couler un peu de sang. Est-ce du liquide exsudé antérieurement et dont le mouvement de la pince a déterminé l'issue ? Pour plus de sûreté, je resserre la pince que je n'ai pas dérangée. Le 2 septembre, au bout de quarante-huit heures, je les enlève toutes ; je lave au sublimé l'entrée du vagin et je renouvelle les deux tampons les plus superficiels. La malade n'a pas de vomissements, et sa température n'atteint pas 38°.

Le 3 septembre, vomissement et 38°6; le 4, agitation et 39°2. J'enlève tous les tampons, qui n'ont pas d'odeur fétide, et je fais une injection vaginale très douce, en dirigeant la canule avec le doigt et en déprimant la commissure, afin que le liquide ressorte facilement et n'ait pas de tendance à pénétrer dans le péritoine. Je place un seul tampon iodoformé à l'entrée du vagin, et j'ordonne de faire trois injections par jour avec les mêmes précautions. — Lavement huileux.

Le 5, la malade est calme, urine seule, a été à la selle, a pris du lait et du potage léger; t. 38°. Le 7, elle crie la faim, et depuis ce jour paraît entièrement revenue à la santé.

Elle se lève le 22 septembre et quitte l'hôpital le 6 octobre. Un dernier examen donne les résultats suivants : le fond du vagin est cicatricé, sauf un petit bourgeon médian qui, au toucher, me paraît suspect. Autour de lui, tout est souple et indolent. Au spéculum, il est gros comme une petite noisette, rouge comme un bourgeon charnu, et se détache au milieu d'une paroi vaginale froncée et parfaitement saine. J'essaie de l'extraire avec la curette, pensant qu'il est friable, mais il résiste; je le pince, croyant qu'il va se déchirer, mais la traction l'amène tout entier avec une queue de tissu conjonctif longue d'un centimètre. Il reste une petite plaie déprimée, sur laquelle j'applique un tampon d'iodoforme.

La malade va très bien et ne se plaint d'aucune douleur; elle a bonne mine et n'a pas maigri notablement. Mais elle avait, depuis la seconde semaine après l'opération, une incontinence d'urine dont la cause m'échappe; elle en a moins aujourd'hui, mais ce trouble fonctionnel n'a pas totalement disparu. C'est ainsi qu'elle nous quitte pour aller se reposer dans son pays.

Novembre 1886. M. le docteur Piron, de Cour-
tenay (Loiret), a bien voulu m'écrire que, sous l'influence des courants électriques, l'incontinence d'urine
a totalement disparu.

D'après l'histoire qu'on vient de lire, Stéphanie P...
avait un de ces cancers qui débutent par la muqueuse
intra-cervicale et qui se jouent des opérations parcimonieuses, car ils gagnent rapidement les parties hautes et
l'amputation sous-vaginale arrive trop tard. D'autre part,
ils gagnent en surface avant d'infiltrer la paroi et de
venir contaminer les annexes ; d'où il suit que la récidive, si elle est encore jeune, est intra-cavitaire et nous
laisse le temps d'agir. Celle-ci occupait le haut du canal
cervical, sous la forme de végétations qui affleuraient à
peine la partie inférieure de l'isthme, et qui n'avaient
pas encore entamé la paroi ; mon incision a donc porté
loin du tissu morbide. D'ailleurs, cette femme a tiré bénéfice de l'insuffisance même de l'opération primitive,
qui, en épargnant les deux tiers du col utérin, nous avait
ménagé un moignon solide pour entreprendre une ablation totale. L'affaire eût tourné bien autrement s'il
se fût agi d'un chou-fleur à extension rapide vers les culs-
de-sac du vagin ; la récidive eût été sans doute inopérable.

Voilà donc un fait qui nous montre à la fois les illu-
sions de l'amputation partielle et les mérites de l'intervention radicale, la seconde ayant pu venir à temps
relever une situation que la première avait compromise.

V. *Guérison*. — Mme M..., qui m'est envoyée de Nevers par M. le docteur H. Martin, est une femme de 43 ans, mère de quatre enfants et d'une parfaite santé jusqu'au mois de juin 1886. Depuis cette époque, elle a des pertes sanguines modérées, mais continuelles, des pertes rousses et de vives douleurs lombaires. Elle dit avoir maigri ; cependant, elle mange assez bien et n'a pas mauvaise mine.

Au toucher, on trouve un énorme fongus qui remplit la moitié du vagin. Le doigt contourne difficilement la tumeur, surtout en arrière ; j'arrive cependant à explorer les culs-de-sac, je les trouve libres, mais le postérieur n'est pas loin d'être touché. L'utérus paraît mobile.

Après des lavages répétés pendant plusieurs jours, l'opération est faite le 13 octobre, à l'hôpital Bichat, avec l'assistance de M. Terrier, en présence de MM. Brun, Casteix, Rochard fils ; M. Rollin, interne du service, est chargé de l'anesthésie.

Les premiers temps sont rendus un peu difficiles par le volume de la tumeur ; heureusement, l'utérus descend bien et la vulve est assez large. Après l'isolement, j'arrive, non sans quelque peine, à accrocher le bord supérieur du ligament large du côté droit ; la pince courbe sur le champ est introduite et le saisit dans toute sa hauteur, puis je commence à couper au ras de l'utérus. Alors je m'aperçois que la pince s'est luxée et n'étreint pas les tissus (l'articulation de l'instrument est mauvaise); cette fausse manœuvre m'oblige à placer une seconde pince sur la moitié supérieure du ligament, puis à reprendre une à une quelques branches artérielles dans la région de l'utérine.

La section est achevée du côté droit, l'utérus attiré au dehors, le second ligament pincé en masse, l'ablation terminée. Une branche importante de l'utérine gauche et quelques petits vaisseaux exigent encore trois pinces hémostatiques. Pendant la toilette de la plaie, une anse intestinale se montre, mais elle n'a aucune tendance au prolapsus, et je la repousse facilement. Tampons iodoformés comme à l'ordinaire. Durée de l'opération, 40 minutes.

Pendant les trois premiers jours, la température dépasse à peine la normale et atteint 38° le soir du 15 octobre, mais les vomissements sont continuels; la malade ne peut rien garder et n'a pas de sommeil ; les efforts retentissent douloureusement sur l'abdomen. Et cependant il n'y a pas trace de ballonnement, le pouls est régulier, peu fréquent, sans faiblesse, la langue humide, la voix naturelle. Je n'ai pas encore vu se prolonger si longtemps et avec tant de violence les vomissements qui suivent l'opération.

Ablation des pinces au bout de 48 heures ; lavages discrets, changement des tampons superficiels, ablation des profonds le cinquième jour. Les vomissements cessent à partir du 16 au matin; le soir du même jour, temp. 38°5. Le 17, le calme est entièrement rétabli, la langue est bonne, le pouls normal. Le 18, elle s'alimente, et depuis ce moment les forces reviennent ; elle nous quitte bien guérie le 17 novembre.

VI. *Mort.* — Hyacinthe F..., 46 ans, a des douleurs et surtout des pertes sanguines abondantes, presque continuelles, depuis un an. Elle est pâle, anémique, sans être émaciée ni jaune ; elle n'est pas, à proprement parler, cachectique.

Mais une hémiplégie de cause douteuse est survenue il y a quelques années « par une violente émotion », à la nouvelle que son mari avait succombé dans un naufrage. Elle traîne encore la jambe droite, et l'oreille du même côté n'entend plus.

Aucun examen n'a été fait jusqu'ici. Lorsqu'elle entre à l'Hôtel-Dieu, je lui trouve un épithéliome développé dans le canal cervical, affleurant les lèvres du col dont le relief est à peine saillant, mais laissant libres les culs-de-sac ; tout paraît souple autour de l'utérus, mais l'organe lui-même n'est pas très-mobile. Je n'examine pas davantage si l'utérus est disposé à descendre, admettant qu'avec les pinces à demeure l'abaissement n'est plus une condition sine quâ non de l'opération.

Pendant son séjour à l'hôpital, les métrorrhagies continuent, et tous les jours elle perd de gros caillots « qu'on enlève à pleines mains », disent les infirmières.

Opération le 9 septembre 1886, avec l'aide de mon collègue le Dr Peyrot, et de MM. Picqué, chef de clinique, Cousin, Lion et Mauclair, internes du service.

L'abaissement de l'utérus est absolument impossible, et je dois me résigner à manœuvrer tout au fond de la cavité vaginale. Le col, envahi dans toute son épaisseur, est friable et se déchire sous les tractions. Cependant, avec de la patience, j'arrive à terminer les premiers temps, c'est-à-dire à dégager le segment inférieur de l'utérus.

Le cul-de-sac péritonéal antérieur est naturellement très-haut ; je l'atteins avec beaucoup de peine, et je parviens à le déchirer avec les doigts. Le cul-de-sac de Douglas est ouvert plus facilement, comme toujours.

Dans l'impossibilité où je me trouve de toucher la partie supérieure des ligaments, je n'hésite pas à commencer le pincement par étages. Première pince, à droite, sur la partie inférieure du ligament large, et section dans la même hauteur : rien ne descend. Deuxième pince, un peu plus haut, n'atteignant pas le bord supérieur, et section nouvelle : l'utérus n'est pas mobilisé davantage. Pendant cette manœuvre, le col se déchire à droite, à son union avec le corps, et ne tient plus que par un lambeau.

J'attaque le ligament du côté gauche. Il est très difficile d'atteindre avec le doigt qui me sert de conducteur les déchirures péritonéales, et d'y introduire à la fois les deux mors. J'arrive cependant à saisir le ligament dans toute sa hauteur avec la pince courbe sur le champ ; mais, la section finie, l'utérus tient toujours, et je m'aperçois que le mors postérieur, au lieu de pénétrer dans le cul-de-sac de Douglas, a dédoublé le ligament large et laissé son feuillet postérieur adhérent à la matrice. Alors je prends ce feuillet péritonéal avec une autre pince, non sans peine, car la déchirure du col s'est complétée et j'ai dû, manœuvrant toujours à une grande profondeur, saisir le corps tant bien que mal avec la pince de Museux. L'utérus, libéré à gauche et ne tenant plus que par la corne droite, est tiré hors de la vulve ; une pince est placée sur la trompe et au delà de l'ovaire droit qui demande à sortir, et l'ablation terminée. Quelques pinces dans le tissu cellulaire ; tampons d'iodoforme ; l'opération, très laborieuse, a duré une heure trois quarts.

La première journée est bonne ; temp. le soir, 37°4. Le lendemain matin, 38°6 ; ablation des pinces, changement des tampons superficiels, lavage extérieur. Le soir 39°2, sans douleurs ni vomissements, mais avec un peu d'agitation et une excitation nerveuse de mauvais aloi. Sommeil nul.

Le troisième jour, 39°9. Le ventre est absolument souple, il n'y a ni ballonnement ni douleurs ; la malade a rendu des gaz en abondance. Mais elle est complètement aphasique ; elle a toute sa connaissance, répond par signes et ne prononce pas une parole. Agitation modérée, continue, et soubresauts convulsifs souvent répétés dans le bras et la jambe du côté de l'ancienne hémiplégie. J'enlève tous les tampons ; je ne trouve ni sang ni odeur ; après un lavage discret, je replace deux tampons d'iodoforme à l'entrée du vagin. Mort dans la nuit du 11 au 12, trois jours après l'opération.

L'utérus a un corps volumineux ; les restes du col sont friables, envahis dans toute leur épaisseur, et le tissu morbide remonte jusque dans l'isthme.

L'autopsie, faite le 13, donne un résultat fort intéressant : le péritoine pariétal et viscéral est intact et la cavité abdominale entièrement séparée de la plaie, sans une goutte de liquide, sans trace d'arborisations vasculaires. La déchirure péritonéale, vue par en haut, est froncée, agglutinée ; le bord supérieur des ligaments larges prend part au froncement, et leur section, inclinée en bas, se confond avec le tissu cellulaire. Celui-ci forme au-dessous du péritoine un foyer nettement circonscrit, ouvert par la plaie vaginale, sans caillots ni suppuration ; on n'y voit, à l'œil nu, aucun tissu morbide laissé en place. Mais en revanche, on trouve les deux uretères gros comme le petit doigt, les reins et le foie profondément altérés. Les reins, examinés par M. Artaud, chef de laboratoire au Muséum, présentent un degré avancé de la néphrite interstitielle si habituellement observée chez les cancéreuses à la suite de la compression des uretères. L'examen du cerveau est négatif.

Ainsi, j'avais fait l'hystérectomie pour un cancer qui me paraissait bien limité, chez une femme affaiblie par les pertes du sang mais nullement cachectique, et ne donnant aucun signe d'urémie. L'urine n'avait pas été examinée, mais la diminution probable de l'urée ne m'eût pas retenu la main, car cette diminution a lieu très souvent dans les affections cancéreuses, et il n'en faut pas déduire une contre-indication opératoire absolue. Elle a succombé sans complications locales, sans péritonite, à la suite d'une poussée viscérale ; l'échec opératoire est dû à la dégénérescence des organes, et de plus, malgré la netteté apparente de la plaie, j'avais sans doute laissé au voisinage des uretères, antérieurement comprimés, des parcelles cancéreuses qui m'auraient donné une récidive. Voilà donc un fait qui montre combien il est difficile, dans certains cas, de poser nettement les indications ; mais il n'accuse pas la gravité de l'opération elle-même.

VII. *Mort.* — Madame C.... 59 ans, est malade depuis un an, très souffrante et affaiblie depuis trois ou quatre mois. Je l'examine à Nevers, au mois d'août 1886, avec M. le Dr H. Martin. Elle accuse une pesanteur pelvienne et des maux de reins, mais elle n'a jamais eu de métrorrhagies et ne me paraît nullement cachectique. Je lui trouve une grosse tumeur rétro-utérine faisant saillie du côté du rectum, repoussant le col utérin derrière la symphyse, et offrant au toucher une consistance élastique, moins dure que celle des fibromes ordinaires. Elle fait une saillie très modérée au-dessus du pubis ; elle est enclavée et presque immobile dans le petit bassin. Aucun trouble de l'intestin ni de la vessie.

La consistance de la tumeur et la présence de deux petits ganglions indolents au pli de l'aine font soupçonner sa nature maligne. Les rapports qu'elle affecte avec les organes, son enclavement prononcé font prévoir une opération difficile.

Néanmoins, je conseille l'intervention. La malade n'a pas mauvaise mine, elle a conservé une partie de ses forces, elle n'est pas hors d'âge. La tumeur, malgré les caractères de sa partie saillante, peut être un fibrome ou un fibro-sarcome opérable. Les ganglions inguinaux ne donnent pas d'indications formelles. Le néoplasme est en voie d'accroissement ; bientôt il exercera des compressions plus graves, plus douloureuses ; la malade sera vite épuisée et dans un état misérable. Tels sont les motifs qui militent en faveur de l'opération ; mais le pronostic est fort réservé.

Madame C... vint à Paris un mois plus tard. Pour la première fois, elle venait d'avoir une hémorrhagie qui avait duré quinze jours ; la consistance de la tumeur était plus molle, les ganglions inguinaux avaient doublé de volume depuis mon premier examen. Au spéculum, la paroi vaginale était bleuâtre au devant de la tumeur et offrait une ulcération punctiforme qui donnait du sang sous mes yeux. La malade rendait 1150 grammes d'urine par vingt-quatre heures et 8 gr. 50 d'urée par litre.

En présence de signes qui ne laissaient place à aucun doute, je crus pouvoir faire encore une opération palliative, pour débarrasser la malade des hémorrhagies et des phénomènes de compression ; il est bien entendu que je n'avais plus la moindre illusion sur la possibilité d'une extirpation complète.

Opération le 5 octobre 1886, avec l'aide de MM. les docteurs Jullien, Carrière et Eloy, M. le Dr L.-H. Petit donnant le chloroforme. Je commence par une incision longitudinale de la paroi postérieure du vagin ; aussitôt, le tissu morbide fait hernie à travers la plaie. J'agrandis l'ouverture, et je pénètre avec le doigt au milieu d'une masse ramollie et friable. Je procède à l'ablation de cette masse avec la curette ; j'évide peu à peu le foyer, je résèque des lambeaux de la paroi vaginale envahie, et je laisse une couche de tissu morbide adhérente à la face antérieure du rectum. Il ne se fait pas d'hémorrhagie.

René de Madec.

7

Le curage terminé, il reste au moins la moitié de la tumeur, qui dépasse le fond de l'utérus. Je procède alors à l'extirpation de cet organe, supposant qu'avec lui j'enlèverai une nouvelle portion du néoplasme et qu'ensuite j'aurai plus d'espace pour attaquer sa partie supérieure.

L'utérus est déjà plus mobile, la masse rétro-utérine ayant disparu ; cependant, il descend mal. J'incise autour du col avec une certaine difficulté, et je commence à décoller la vessie ; j'éprouve une certaine résistance, et tout à coup, sans grand effort, mon doigt perfore la paroi vésicale. Il n'y a là, cependant, aucune infiltration cancéreuse, et j'ai peine à m'expliquer la fragilité de cette paroi. Aussitôt que je vois l'urine couler, je m'arrête, et avant de passer outre, je ferme l'ouverture, qui admet juste la pulpe de l'index, par quatre points de suture au catgut. Une injection d'acide borique dans la vessie me prouve que la fermeture est complète.

Le décollement de la vessie terminé, j'attire avec une pince et j'ouvre avec des ciseaux le cul-de-sac antérieur du péritoine, n'ayant pu le déchirer avec mes doigts. Puis j'attaque les ligaments larges, en introduisant une première pince, dont le mors antérieur pénètre dans le péritoine, le postérieur dans le foyer rétro-utérin créé par la curette. Je mets trois pinces en étages du côté droit ; le mors postérieur de la troisième entre dans le péritoine par effraction, à travers le tissu morbide, ce qui me permet de couper l'insertion du ligament dans toute sa hauteur, et d'attirer l'utérus au dehors. Deux pinces étant placées à gauche, l'utérus est enlevé ; il est petit et parfaitement sain, aucune parcelle de tissu morbide n'adhère à sa face postérieure.

Mon doigt explore le champ opératoire et touche la calotte supérieure du néoplasme. Je la saisis avec une pince à traction, mais elle se déchire et abandonne des lambeaux friables et des masses caséeuses. La curette est reprise pour gratter le tissu morbide, en extraire des fragments et faire un dernier nettoyage du foyer, qui continue à ne pas donner de sang. Trois pinces hémostatiques sont placées sur de petits vaisseaux, et les tampons d'iodoforme introduits. L'opération a duré une heure un quart.

Le soir, t. 37°; la malade est calme et n'a aucune douleur. Cathétérisme soigné toutes les deux heures, à cause de la blessure vésicale. Bon sommeil pendant la nuit; le matin du 6, t. 37°8; mais quand j'arrive à 9 heures, le pouls est très faible et bat 140. J'enlève les pinces et change les deux tampons superficiels. Je reste une heure auprès de la malade, et à mon départ, je trouve le pouls filiforme, irrégulier, presque imperceptible et battant 160. Elle s'éteint subitement vers midi.

Je résumerai ce fait malheureux en disant qu'à mon premier examen, Mme C... n'était pas encore très faible et avait une tumeur dont la nature était mal établie, mais dont l'ablation totale ne paraissait nullement impossible. En présence d'un mal qui ne pouvait tarder à compromettre la vie, devait-on refuser d'intervenir? Un mois plus tard, la scène avait changé; mais ne pouvait-on encore supprimer les pertes, faire cesser les compressions, et fallait-il prononcer l'arrêt de mort?

Beaucoup de chirurgiens, à ma place, auraient reculé très légitimement ; d'autres auraient fait comme moi, plus soucieux de tenter un dernier effort que de fuir la responsabilité ou de ménager la statistique.

AFFECTIONS NON CANCÉREUSES

VIII. *Rétroflexion grave ; guérison.* — Marie M... est une femme de 26 ans, que je trouve à l'hôpital Saint-Antoine en prenant le service au mois d'avril 1886. Elle est pâle, exsangue, et demande avec instance une opération qui la débarrasse de ses douleurs et de ses pertes.

La première hémorrhagie grave est survenue à l'âge de 14 ans, la première grossesse deux ans plus tard. Elle a eu cinq enfants et les a nourris ; les règles persistaient avec abondance pendant toute la durée de l'allaitement. Il y a deux ans, à la suite de sa dernière couche, elle est entrée à l'hôpital Tenon avec des vomissements, des douleurs, de l'amaigrissement et des pertes ; elle a souffert pendant trois mois, sans retirer aucun bénéfice des injections sous-cutanées d'ergotine. En février 1885, nouvelle entrée à l'hôpital Tenon pour des hémorrhagies inter-menstruelles extrêmement abondantes ; en mai, le sang s'arrête entre les époques, puis revient continuellement à partir du 15 juillet. En septembre, à l'hôpital Saint-Antoine, nouvelle et courte intermission ; trois pertes en octobre, avec douleurs vives, insomnie et troubles urinaires. Ceux-ci vont en augmentant depuis deux années ; la quantité d'urine, fort diminuée, n'atteint jamais un litre ; on m'assure qu'il y a eu des jours d'anurie complète. La malade présente, à l'époque de mes premiers examens, des phénomènes d'urémie : vomissements, céphalalgie, troubles visuels. On a diagnostiqué un fibrome de la paroi postérieure ; on a fait inutilement des piqûres d'ergotine, et je ne sais pourquoi, des essais de dilatation du col, après quoi les douleurs ont été plus violentes et les hémorrhagies plus graves.

Au mois d'avril 1886, je trouve Marie M... extrêmement anémiée, teint cireux, figure amaigrie ; elle se traîne difficilement, les douleurs sont continuelles et s'exaspèrent à l'approche des hémorrhagies. L'examen ne laisse aucun doute sur l'existence d'une rétroflexion utérine ; le corps de la matrice n'est pas senti à l'hypogastre, il est modérément volumineux et forme une tumeur qui remplit le cul-de-sac vaginal postérieur ; le col est à sa place et n'offre pas d'altérations importantes ; l'organe, dans son ensemble, est assez mobile, et rien ne démontre qu'il soit fixé par des adhérences.

On a peine à comprendre qu'une simple déviation utérine, sans hypertrophie notable, sans fibromes, sans compression évidente des organes pelviens, puisse amener de pareils troubles fonctionnels et un état général aussi lamentable. Je devais cependant me rendre à l'évidence et chercher la meilleure conduite à tenir. Or, la situation extrême où la malade se trouvait réduite condamnait d'avance les moyens ordinaires de réduction et de contention. Je ne pouvais songer à redresser l'organe par le doigt ou la sonde, à le saisir par l'hypogastre pour le ramener en antéversion, à le maintenir à l'aide de pessaires variés et ingénieux, le tout avec manœuvres douloureuses, tentatives plusieurs fois renouvelées, rechutes inévitables, et pendant ce temps continuation des douleurs et des métrorrhagies. Le temps n'était plus à l'étude patiente, aux essais d'appareils, aux tâtonnements ; il fallait laisser la malade mourir d'anémie ou tenter de la sauver par une intervention décisive.

L'opération qui se présentait d'abord à l'esprit était celle d'Alexander, le raccourcissement des ligaments ronds. Mais, jusqu'ici, mes lectures ne m'ont pas inspiré grande confiance dans son efficacité. Je ne crois ni aux dangers, ni aux difficultés extrêmes de l'acte opératoire, car la thèse de Beurnier (1) nous a parfaitement renseignés à cet égard ; mais l'étude même de ce travail, où l'avenir de l'opération n'est jugé qu'avec beaucoup de réserve, nous inspire des doutes sur la valeur de ses résultats éloignés, et nous fait souvenir qu'elle a été critiquée ou même condamnée par des auteurs graves, par des gynécologistes qui n'ont pas la réputation de reculer devant les nouveautés ou les audaces thérapeutiques (Emmet, Lawson-Tait, etc.). Bref, je ne veux médire en aucune façon d'une opération dont je n'ai pas l'expérience ; mais ici, je l'aurais considérée comme un essai trop incertain et peu justifié, dans un cas où la chirurgie n'avait pas de faute à commettre.

J'aurais pu faire ce qu'a fait M. Kœberlé : ouvrir l'ab-

____

(1) Beurnier. Ligaments ronds de l'utérus, anatomie, physiologie, médecine opératoire, th. inaug. Paris, 1886.

domen au-dessus du pubis, aller chercher l'utérus dans le petit bassin et le fixer par des points de suture à la cicatrice abdominale. Mais je ne songeai à cette intervention que pour la rejeter bien vite, car une laparotomie dans ces conditions est plus grave qu'une ovariotomie, infiniment plus grave qu'une opération d'Alexander, et nullement légitimée, comme le sont d'ordinaire les hystérectomies sus-pubiennes, par l'efficacité ou l'impossibilité d'agir autrement. J'étais sûr, en effet, de redresser l'utérus, en admettant qu'il voulût bien adhérer à la paroi, mais qui pouvait m'assurer que, dans cette position anormale, les douleurs et les congestions cesseraient ?

Restait un dernier moyen, l'hystérectomie vaginale. Inutile de dire que la suppression de l'utérus était une bonne manière de supprimer la rétroflexion ; voilà pour l'efficacité. Quant à l'innocuité relative, cette *ultima ratio* ne m'effrayait en aucune façon, car je savais déjà à quoi m'en tenir sur sa véritable gravité et sur le meilleur procédé pour la mener à bien. Je n'avais donc ni l'envie d'ouvrir l'abdomen autrement que par les voies naturelles, ni le regret de ne pouvoir me contenter d'une opération franchement bénigne, le raccourcissement des ligaments ronds.

Ainsi fut décidée l'ablation totale de l'utérus, que je pratiquai le 28 avril à l'hôpital Bichat, pendant l'absence de mon ami Terrier. J'étais aidé par notre excellent collègue le professeur L. Thomas (de Tours), MM. Arnould et Rollin, internes du service ; MM. les docteurs Cassin (d'Avignon) et de Madec (de Paris) assistaient à l'opération.

L'anesthésie étant faite, la vessie est vidée par le cathétérisme, et le vagin lavé par une large irrigation de sublimé au millième. Je saisis le col utérin avec une pince de Museux et l'attire facilement à la vulve, puis, j'incise les culs-de-sac vaginaux circulairement, de manière à dégager la partie inférieure du col. Avec les doigts, je sépare l'utérus de la vessie ; le décollement terminé, je vais saisir le cul-de-sac antérieur du péritoine avec une pince, et j'y fais une boutonnière que mes deux index agrandissent largement. Même recherche et ouverture facile du péritoine en arrière, après quoi l'utérus ne tient plus que par les deux ligaments larges.

J'étais arrivé au temps difficile et dangereux de l'opération, celui pour lequel ont été imaginés tant de procédés, ligatures de toutes formes, renversement de l'utérus, etc. ; et je me disposais à appliquer pour la première fois le procédé d'hémostase et de section des ligaments larges que j'ai proposé il y a quelques mois à la Société de chirurgie, c'est-à-dire les pinces longues à pression continue laissées à demeure dans la cavité pelvienne.

J'attaquai d'abord le ligament du côté droit, et l'ayant accroché avec le doigt par son bord supérieur, je le pris assez commodément dans les mors d'une pince longue et courbe sur le champ. Puis, avec des ciseaux, je coupai au ras de l'utérus, qui, entièrement libéré à droite, fut attiré hors de la vulve, ne tenant plus que par le ligament du côté gauche. Il devenait facile de placer une seconde pince sur le second ligament, de le sectionner à son tour sur le bord gauche de l'organe et d'achever l'extirpation. Mais dans ce dernier temps, le ligament fut tiraillé, déchiré à sa partie moyenne, et une artère volumineuse donna du sang, puis une autre, et enfin quelques artérioles perdues sur le bord de la plaie vaginale ; je dus placer sur les vaisseaux importants quatre longues pinces à mors droits et deux pinces hémostatiques ordinaires sur les artérioles. Il y avait donc en tout huit pinces : deux courbes volumineuses, quatre droites plus minces, deux petites.

Je fermai la plaie vaginale, entre les pinces, avec deux fils de soie ; pratique mauvaise et que je n'ai pas répétée sur mes autres malades. Enfin, tamponnement du vagin avec la gaze iodoformée ; tampons d'ouate iodoformée à l'extérieur, ouate phéniquée, bandage en T. L'opération avait duré une heure dix minutes ; sans la déchirure du second ligament large, elle eût été moins longue de moitié.

Je résume les suites en quelques mots. Le soir de l'opération, vomissements répétés, douleurs et plaintes, trois piqûres de morphine. Les douleurs et les vomissements durent encore le 29. Ablation des pinces le 30. Cessation complète des vomissements le 2 mai. Le 3, les tampons sont enlevés ; odeur légèrement fétide ; trois injections de sublimé par jour. Le 5, la malade commence à s'alimenter, le ventre est souple et indolent. Du 14 au 16, diarrhée avec élévation de température, douleurs lombaires et abdominales. Tout rentre dans l'ordre à partir du 17, et Marie M... nous quitte bien portante, le 3 juin, pour aller au Vésinet.

La température atteint 39° le jour de l'opération,

oscille vers 38° jusqu'au 5 mai, vers 37° jusqu'au 14 ; puis, après les deux jours de diarrhée et de malaise (39°6 et 39°8), elle retombe à 37°.

La quantité d'urine, très diminuée avant l'opération, atteint 600 grammes le 29 avril et 1,000 grammes le 30 ; elle n'a pas été mesurée avant le départ de la malade pour le Vésinet.

IX. *Fibromes multiples ; guérison.* — Juliette B... (hôpital Bichat, 7 juin 1886) est une femme de 41 ans qui, mariée à 20 ans, a fait une fausse couche l'année suivante sans cause appréciale, et n'a pas eu de nouvelle grossesse. Depuis sept ou huit ans, elle a des douleurs lombaires au moment des règles ; depuis quinze mois, les douleurs sont devenues continuelles ; depuis un an, elles règnent le long du sciatique gauche et se sont montrées à droite un ou deux mois plus tard. Elles sont surtout violentes pendant la station debout et rendent la marche presque impossible.

Il y a deux mois, la malade a subi deux pulvérisations de chlorure de méthyle, qui ont un peu diminué la douleur. Les pointes de feu, les vésicatoires sur la région sacrée n'ont servi à rien.

Examinée à l'hôpital Saint-Antoine, dans le service de M. Landrieux, en mai 1886, la malade est très souffrante et presque paraplégique ; mais elle n'a ni métrorrhagies, ni douleurs hypogastriques, et son état général est satisfaisant.

Au toucher, le col utérin a sa direction normale ; le corps paraît en rétroflexion prononcée, saillant dans le cul-de-sac postérieur du vagin ; par le rectum, on apprécie mieux sa forme et ses dimensions : il est volumineux, bosselé, comme bourré de petits fibromes. L'utérus est peu mobile et paraît enclavé dans le petit bassin.

Au toucher comme au spéculum, on constate la présence d'une cloison muqueuse verticale, peu développée, insérée sur le col et le divisant en deux parties inégales. Ce cloisonnement incomplet du vagin fait penser à un utérus double ; mais, en présence des symptômes et des indications chirurgicales, aucune recherche n'est faite pour élucider ce point d'anatomie.

Les douleurs incessantes, la faiblesse des jambes, la tendance probable de ces tumeurs à augmenter de volume, à s'enclaver de plus en plus, à comprimer les organes voisins, rendent nécessaire une opération radicale. Je fais passer la malade à l'hôpital Bichat, et je fais l'hystérectomie vaginale le 5 juillet, avec l'aide de M. Bonnet, interne du service.

Le cathétérisme, l'irrigation antiseptique, l'abaissement de l'utérus, l'incision circulaire des culs-de-sac vaginaux sont exécutés comme à l'ordinaire. La vessie est décollée facilement, mais le cul-de-sac antérieur du péritoine est très élevé (comme il arrive dans les cas d'utérus bifide) et se dérobe aux recherches. Alors, j'attaque le péritoine en arrière et je l'ouvre bientôt ; une pince longue et droite est placée sur la moitié inférieure du ligament large à droite, de telle façon que l'un de ses mors pénètre dans la déchirure postérieure du péritoine, et l'autre dans l'épaisseur même du ligament qu'il dédouble, puisque le feuillet antérieur de celui-ci n'est pas encore déchiré et ne donne pas accès dans le péritoine. Ce mode d'application de la pince droite suffit pour saisir les vaisseaux contenus entre les deux feuillets, et permet de couper au ras de l'utérus la partie inférieure du ligament. La même manœuvre, répétée de l'autre côté, achève de libérer l'utérus dans une certaine hauteur et permet de l'abaisser davantage, de sorte que le cul-de-sac antérieur du péritoine finit par se laisser atteindre, ouvrir et déchirer comme dans les cas ordinaires. Les pinces courbes sur le champ sont alors conduites à travers les deux ouvertures péritonéales pour aller saisir chacun des deux ligaments larges dans sa partie supérieure ; mais d'abord il a fallu contourner avec le doigt les petits fibromes qui font saillie en arrière, afin de rompre leurs adhérences au rectum et à l'enceinte pelvienne ; il faut en outre, pour saisir le ligament, porter les pinces en dehors et contourner les masses fibreuses. Section des ligaments au ras de l'utérus, et ablation. Ces diverses manœuvres ont fait durer l'opération une heure un quart, et j'ai dû placer sept pinces longues ou courtes sur les bords de la plaie vaginale. Tampons d'ouate iodoformée dans le vagin, ouate phéniquée à l'extérieur, bandage en T.

Trois vomissements bilieux dans la soirée, deux piqûres de morphine, sommeil la nuit, temp. 37° 8. Très léger suintement jusqu'au lendemain matin.

Le 6, on enlève quatre pinces ; il n'y a pas de vomissements, et la douleur abdominale est insignifiante ; la malade urine déjà seule vers le soir. Injections superficielles de sublimé, au devant des tampons.

Le 7, ablation des autres pinces ; la malade est toujours au champagne et au lait. Le 8, plusieurs tampons ont été entraînés par l'injection ; ils n'ont aucune mauvaise odeur. Le 9, les deux derniers tombent ; on en met un à la vulve, comme unique pansement, dans l'intervalle des injections. La malade commence à manger ; la température n'a jamais atteint 38°.

Juliette B... se lève le 27 juillet et nous quitte bien portante au bout d'une semaine.

L'utérus offre deux cavités nettement séparées par une cloison verticale. Le col est double et a deux orifices externes, de chaque côté du cloisonnement vaginal. Le corps est incliné par le poids des tumeurs fibreuses ; celles-ci, développées sous le péritoine, forment deux groupes latéraux, accolés sur la ligne médiane et saillants en arrière. L'ensemble de l'organe a les dimensions d'un gros poing d'adulte.

En résumé, cette femme avait un utérus enclavé, bourré de petites tumeurs et donnant de graves symptômes. Que serait-il advenu? L'utérus grossissant dans la même attitude, la malade serait devenue entièrement paraplégique, épuisée par la douleur, inopérable; ou bien, les tumeurs se développant vers l'abdomen, il aurait fallu recourir, un jour ou l'autre, à l'hystérectomie sus-pubienne. Or celle-ci, pour des raisons diverses, est encore très périlleuse ; l'ablation vaginale, au contraire, paraît aussi bénigne que l'ovariotomie la plus simple. N'hésitons pas, quand nous sommes consultés à temps, quand les symptômes nous indiquent une marche progressive, à tirer en bas les tumeurs qui peuvent passer dans la filière pelvienne. Pourquoi la plupart des auteurs n'ont-ils songé qu'à l'épithéliome? C'est que lui seul pouvait légitimer une opération dangereuse, difficile et mal réglée. Mais, aujourd'hui qu'elle peut guérir à peu de frais des maladies que nous regardions s'accroître en spectateurs désarmés ou timides, je n'hésite pas à croire que ses indications vont s'étendre.

X. *Prolapsus utérin; guérison.* — Elisabeth J.., 60 ans, blanchisseuse, est mère de six enfants et n'a jamais eu d'affection utérine. Ses règles ont toujours été normales; à 46 ans est survenue la ménopause.

Depuis sept ans environ, l'utérus est peu à peu descendu. A cette époque, le museau de tanche affleurait l'orifice vulvaire, se réduisait par la position assise et n'apportait aucune gêne pendant la marche ou pendant le travail. La procidence augmenta graduellement, et depuis deux ans elle est complète.

La tumeur saillante au dehors est constituée par l'utérus tout entier; le fond de l'organe est senti nettement au-dessous de l'orifice vulvaire; sa cavité mesurée n'est pas notablement agrandie. Renversement complet du vagin; cyctocèle et rectocèle.

Il y a depuis deux ans des douleurs pelviennes, une pesanteur incommode, et la marche est devenue presque impossible. Entrée à l'hôpital Saint-Antoine, salle Lisfranc nº 17, pour des ulcères variqueux, la malade accepte avec empressement l'idée d'une intervention qui la délivrera de son infirmité.

Je pouvais, sans nul doute, essayer les opérations diverses dont la valeur est bien établie, élytrorrhaphie antérieure ou postérieure, colpo-périnéorrhaphie, cloisonnement vaginal du professeur Le Fort. Bien faites, elles réussissent; quand elles échouent d'abord, on peut les recommencer; l'insuccès définitif est assez rare. Cela dit, beaucoup de chirurgiens pourront trouver étrange que j'aie fait d'emblée l'hystérectomie, au lieu de la garder comme ressource dernière en cas d'échec des procédés anaplastiques. Je répondrai seulement, pour y revenir tout à l'heure, que j'ai fait l'ablation de l'utérus de propos délibéré, parce qu'elle me semble, en de pareilles conditions, très facile et très bénigne.

On pourrait aussi donner comme raison qu'elle est radicale et supprime toute chance de recidive. Ici on ferait erreur; étant donné le mécanisme de la procidence et le rôle que joue la chute préalable des parois vaginales accompagnées de la vessie et du rectum, on doit prévoir la reproduction de la cystocèle et de la rectocèle après l'extirpation de la matrice. Je l'ai prévue, et c'est en faisant de formelles réserves sur la nécessité ultérieure d'une opération complémentaire, que j'ai entrepris l'hystérectomie vaginale; mais aussi en affirmant que, les parties n'ayant plus à supporter le poids de l'utérus, l'anaplastie réussirait forcément.

L'opération eut lieu le 25 juillet 1886, avec l'aide de MM. Laskine, Aubert et Oustaniol, internes du service, en présence de MM. les docteurs Auburtin et de Madec. J'ai à peine besoin de la décrire, tant elle fut simple. Je saisis le col avec des pinces de Museux, non pour l'attirer, mais au contraire pour le soutenir ; je le repoussai même un peu, dans la pensée qu'une anse intestinale pourrait se présenter et voir le jour (ce qui, d'ailleurs, n'eut pas lieu). L'incision circulaire fut placée tout près des lèvres du col, pour éviter la paroi vésicale ; le décollement de la vessie et du rectum, la double ouverture du péritoine, ne me donnèrent aucune peine. Puis, ayant sous les yeux, hors de la vulve, des ligaments larges très lâches et d'une faible hauteur, il fut aisé de prendre chacun d'eux avec une pince de longueur moyenne.

J'aurais pu les lier tout aussi bien ; j'aurais pu, sans nulle difficulté, coudre les bords du péritoine avec ceux de la section vaginale ; j'aurais pu, à ciel ouvert, placer quelques fils sur de petits vaisseaux. Mais je n'y voyais aucun avantage, et partant de cette idée, que l'usage des pinces à demeure est non pas une ressource pour les cas difficiles, mais un procédé toujours bon, je préférai mettre encore dans la plaie quatre pinces hémostatiques ordinaires, refouler le tout vers la cavité pelvienne pour rendre au vagin son attitude normale, ajouter les tampons d'iodoforme et finir au bout d'un quart d'heure.

Les pinces furent retirées le 26 au matin, avec les tampons superficiels ; la température atteignait 39°. Le lendemain, 37°6. Le 28, les tampons profonds furent enlevés à leur tour ; injections de sublimé trois fois par jour, avec beaucoup de douceur ; après chacune d'elles, un tampon iodoformé. Quelques débris noirâtres se mêlaient à l'eau des lavages ; un suintement léger, séro-purulent, sans odeur, continua jusqu'au 10 août; la malade put se lever à partir du 20.

Le 1er septembre, je vis sans étonnement la cystocèle reparaître et augmenter peu à peu jusqu'au milieu du mois; la malade maintenait son vagin procident avec un gros tampon d'ouate et un bandage en T. Elle eut bientôt un prolapsus tout aussi volumineux qu'autrefois, et quitta l'hôpital vers le 15, avec l'intention de subir prochainement l'opération complémentaire que je lui avais promise.

Celle-ci fut faite à l'Hôtel-Dieu dans le courant d'octobre : large avivement des parois antérieure et postérieure, et cloisonnement du vagin par le procédé de Le Fort; suture au crin de Florence. Comme la vulve est très large, avivement et suture des grandes lèvres dans leur moitié inférieure. Guérison parfaite au bout d'un mois.

Je répète que j'ai fait ici l'hystérectomie vaginale sans y être forcé, parce qu'elle est d'une grande simplicité en cas de prolapsus et me paraît presque inoffensive, double condition sans laquelle il serait paradoxal de proposer l'ablation de l'utérus comme opération préliminaire à l'anaplastie. Mais je ne veux pas donner cette conduite comme un exemple à suivre en tous cas.

Et d'abord, l'hystérectomie est toujours une opération délicate; elle n'est bénigne qu'avec une antisepsie rigoureuse. Les manœuvres anaplastiques, à ce point de vue, sont moins difficiles à réussir.

Elles peuvent donner la guérison du premier coup, et dût-on les recommencer, elles n'ont pas sous ce rapport

René de Madec.   8

une infériorité évidente, puisque l'ablation elle-même n'évite pas à coup sûr une intervention complémentaire.

En outre, si l'ablation peut convenir aux femmes d'un certain âge, il faut préférer chez d'autres les opérations qui conservent l'utérus et permettent, non seulement la copulation, mais la grossesse.

En résumé, s'il est permis aux chirurgiens habitués à l'hystérectomie vaginale, de la choisir d'emblée dans certaines conditions, cette manière de faire ne peut être érigée en principe, et les divers procédés de rétrécissement du vagin et de la vulve conservent toute leur importance. Mais en revanche, comme certaines femmes ont des tissus tellement lâches que les avivements et les sutures n'y peuvent rien et que toujours l'infirmité se reproduit, il est bon de savoir que l'hystérectomie vaginale, sans faire courir de grands dangers, peut triompher de ces prolapsus rebelles.

TABLE

Paris. — Typ. A. PARENT, A. DAVY, succ., imp. de la Fac. de méd.
52, rue Madame et rue Corneille, 3.

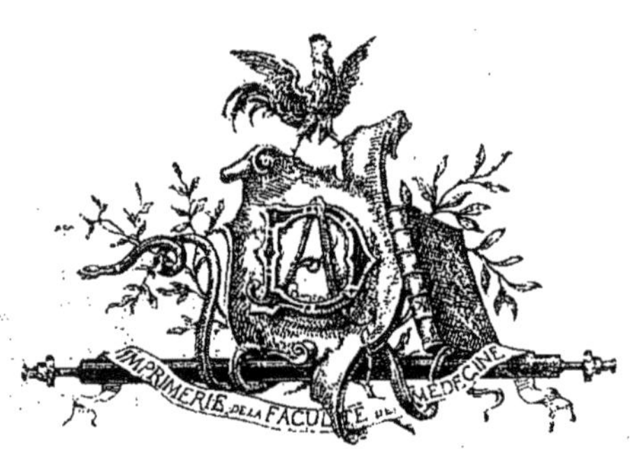

IMPRIMERIE DE LA FACULTÉ DE MÉDECINE

www.ingramcontent.com/pod-product-compliance
Ingram Content Group UK Ltd.
Pitfield, Milton Keynes, MK11 3LW, UK
UKHW022313070726
13614UKWH00002B/701